Gerätefitness

WO SPORT SPASS MACHT

Gerätefitness

Das Lehrbuch zur Trainerausbildung

Rainer Kersten | Roland Siebecke

Meyer & Meyer Verlag

Papier aus nachweislich umweltverträglicher Forstwirtschaft.
Garantiert nicht aus abgeholzten Urwäldern!

Gerätefitness
Das Lehrbuch zur Trainerausbildung

Bibliografische Information der Deutschen Nationalbibliothek
Die Deutsche Nationalbibliothek verzeichnet diese Publikation in der Deutschen Nationalbibliografie; detaillierte bibliografische Details sind im Internet über <http://dnb.d-nb.de> abrufbar.

© 2010 by Meyer & Meyer Verlag, Aachen
2. überarbeitete Auflage 2013
Auckland, Beirut, Budapest, Cairo, Cape Town, Dubai, Hägendorf,
Indianapolis, Maidenhead, Singapore, Sydney, Tehran, Wien
Member of the World Sport Publishers' Association (WSPA)
www.w-s-p-a.org
Druck und Bindung: B.O.S.S Druck und Medien GmbH
ISBN 978-3-89899-823-9
E-Mail: verlag@m-m-sports.com
www.dersportverlag.de

Inhalt

VORWORT

Im Dezember 2008 habe ich den Entschluss gefasst, das Angebot des DTB, ein Lehrbuch für die Fitnesstrainerausbildung zu schreiben, in die Tat umzusetzen. Nun sind fast zwei Jahre ins Land gegangen und es ist vollbracht. Ich freue mich sehr, gemeinsam mit meinem Freund Roland Siebecke dieses Werk vollendet zu haben und damit die Ausbildung zum DTB-Fitnesstrainer um ein kleines Stück bereichern zu dürfen.

Es ist meine bewusste Entscheidung gewesen, die in diesem Buch verwendete Art und Weise der Formulierungen dicht an das gesprochene Wort einer Unterrichtssituation anzulehnen, um die Inhalte möglichst bildhaft und verständlich zu vermitteln.

Die Arbeit an diesem Buch war eine spannende Zeit mit vielen kreativen Momenten, aber auch Phasen des Stillstandes. In der Nachbetrachtung bleibt aber vor allem ein Gefühl der Freude und Dankbarkeit und die Lust auf eine Fortsetzung dieses Buches.

DANKSAGUNG

Es ist Zeit, **Danke** zu sagen, an viele fleißige Helfer, Berater und Energiespender. Danke an den DTB, der mir das Vertrauen geschenkt hat, ein solches Lehrbuch verfassen zu dürfen. Danke an den NTB, der mich als Dozent und Ausbilder hat wachsen lassen. Danke an Sascha Gramann, dem wir all die vielen tollen Fotos zu verdanken haben. Danke an Sport-Thieme, die einiges zur Finanzierung dieses Buches beigetragen haben. Danke an Nora Waßmuth, die ihre faszinierenden Zeichenkünste zur Verfügung gestellt hat und als Fotomodell fungierte.

Und ein riesengroßes **Danke** an Roland Siebecke, den Mann für die Grafiken, die Bildbearbeitung, die Korrekturen und die viele Computerarbeit. Ich bin stolz auf euch!

Rainer Kersten

AUFBAU DTB-FITNESSTRAINER

D ie Ausbildung zum DTB-Gerätefitnesstrainer gliedert sich in fünf Einzelblöcke (dunkelgrün, hellgrün, gelb, hellorange und dunkelorange) die sich zu zwei größeren Blöcken zusammenfassen lassen (dunkelgrün-hellgrün-gelb und hellorange-dunkelorange).

Der Beginn der Ausbildung ist das **Modul I – Newcomer** (dunkelgrün). Hier geht es um die Vermittlung von grundlegendem anatomischen (aktiver und passiver Bewegungsapparat), technischen (Fitnessgerätebau, -funktionalität) und sportpraktischen Wissen (Übungsauswahl und -differenzierung) in Theorie und Praxis.

Im **Modul II – Basic** (hellgrün) werden Testverfahren aus dem Kraft-, Ausdauer- und Beweglichkeitsbereich in Theorie und Praxis angeleitet, sowie die Erstellung von Trainingsplänen auf Grund der getesteten Werte vermittelt.

Nach einer gewissen zeitlichen Pause, in der das Erlernte auch in der eigenen Trainerpraxis angewendet und vertieft werden soll, kommt dann die abschließende **Prüfung** (gelb) zum Gerätefitnesstrainer (s. auch **Kapitel Prüfung, 1**).

Wer dann nach einer Erfahrungs- und Vertiefungszeit von mindestens einem Jahr (Empfehlung des Autorenteams) sich gerne weiter ausbilden lassen möchte, ist im **Modul III – Gerätefitnesstrainer Master** (hellorange) bestens aufgehoben. Hier geht es um die Betreuung von Sportlern, die einen Leistungsbezug (Leistungssportler) oder einen Krankheitsbezug haben (Schädigung des Bewegungsapparats, z. B. Zustand nach Operationen). Auch hier folgt der Prüfungsblock (dunkelorange) mit einem zeitlichen Abstand, der wieder Raum für die Umsetzung des Erlernten und zur Vorbereitung auf die Prüfung lassen soll.

Prüfung Master

10 LE

Modul III

Gerätefitness-Trainer Master

Betreuung und Trainingsplanerstellung mit Reha- oder Leistungsbezug

55 LE

Prüfung Basic

10 LE

Modul II

Gerätefitness-Trainer Basic

Krafttest, Cardiotest, Beweglichkeitstest, Trainingsplanerstellung

60 LE

Modul I

Newcomer

50 LE

Abb. 1: Aufbau DTB-Fitnesstrainer

MODUL I

Modul I | Kapitel 1

ANATOMIE

1.1   Passiver Bewegungsapparat

Der passive Bewegungsapparat des Menschen besteht aus ca. 206 Knochen, den Gelenken und dem Bandapparat.

Knochen werden im Lateinischen mit „Os" (Os scapularis – Schulterblatt) bezeichnet. Knochen sind mit einer Knochenhaut überzogen, die, mit vielen Nerven ausgestattet, bei Überlastung mit deutlicher Schmerzrückmeldung reagiert. Die Anzahl der

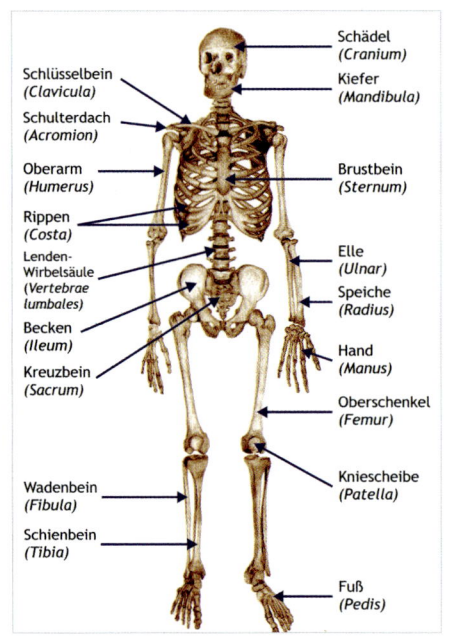

Abb. 2: Skelett von vorne

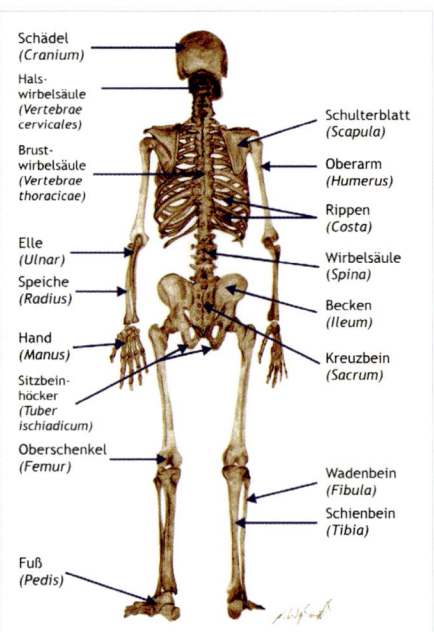

Abb. 3: Skelett von hinten

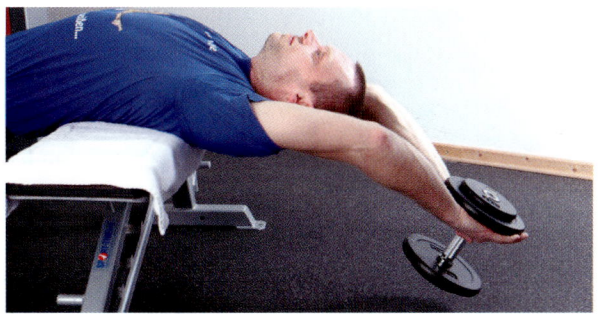

Abb. 4: Überzüge

Knochen kann im Einzelfall leicht differieren, da z. B. im Bereich des Kreuz- und Steißbeins drei, vier oder auch fünf ehemals einzelne Wirbelkörper miteinander verbunden sind. Knochen stellen kein „totes", starres Gewebe dar, sondern befinden sich in einem ständigen Umbauprozess. Da der Knochen sich den jeweiligen funktionellen Anforderungen anpasst, wird er sich bei starker Beanspruchung etwas verdicken und bei Unterforderung abbauen.

Bänder verbinden Knochen mit Knochen und bestehen aus Kollagenfasern, stabilisieren die Gelenke und schränken ihre Beweglichkeit ein. So schränkt z. B. eines der stärksten Bänder des Menschen (Darmbein-Schenkelband – Ligamentum iliofemorale) das Nach-hinten-Schwingen des Beins stark ein. Bänder haben einen sehr langsamen Stoffwechsel (bradytrophes Gewebe) und passen sich einer erhöhten Belastung deutlich langsamer an, als die gut durchblutete Muskulatur. Straffe Gelenke werden durch Bänder fest verbunden, andere Gelenke wiederum werden hauptsächlich muskulär gesichert. So dient eine Übung wie „Überzüge" zwar zweifelsohne zur Kräftigung der Brustmuskulatur, versetzt allerdings durch den langen Armhebel und das hohe Bewegungsausmaß die bandhafte Sicherung des Schultergelenks unter großen Stress.

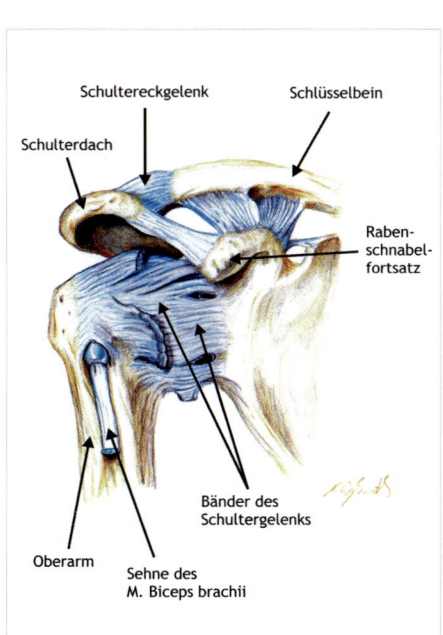

Schultereckgelenk

Schlüsselbein

Schulterdach

Raben-schnabel-fortsatz

Bänder des Schultergelenks

Oberarm

Sehne des M. Biceps brachii

Abb. 5: Bandhafte Sicherung der Schulter

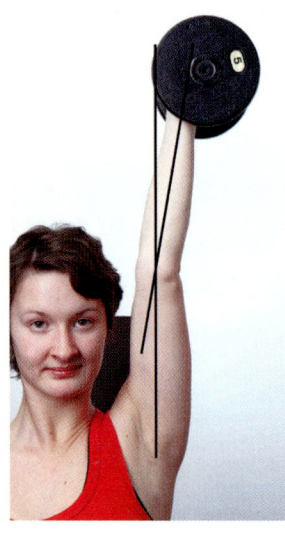

Abb. 6: Überstreckter Ellbogen

Gelenke werden je nach ihren Bewegungsmöglichkeiten (sogenannte Freiheitsgrade) in verschiedene Formen eingeteilt. Die Kenntnisse der möglichen, aber vor allem auch der nicht möglichen Bewegungsrichtungen sind für den Fitnesstrainer durchaus wichtig, um keine Bewegungen zu provozieren, für die das Gelenk nicht ausgelegt ist. Hat ein Trainierender z. B. einen übermäßig beweglichen Ellbogen (hypermobil) und stoppt die Bewegung beim Trizepsdrücken mit der Kurzhantel mit relativ hohen Gewichten nicht kurz vor der Gelenkstreckung, sondern geht über die vollständige Streckung hinaus in seine Hypermobilität, wirken sehr ungünstige Kräfte im Gelenk, die eine Schädigung der vorhandenen Strukturen erwarten lassen.

Gelenkformen	Beispiel
Kugelgelenk	Schulter, Hüfte
Scharniergelenk	Finger, Zehen, Ellbogen, oberes und unteres Sprunggelenk
Eigelenk	Handgelenk
Sattelgelenk	Daumengrundgelenk
Straffe Gelenke	Kreuz-/Darmbeingelenk (ISG), oberes Gelenk zwischen Schienbein und Wadenbein
Plane (flache, platte) Gelenke	Zwischenwirbelgelenke
Dreh-/Scharniergelenk	Knie
Zapfengelenk	Erster und zweiter Halswirbel, Elle und Speiche

Ein Gelenk besteht mindestens aus zwei Gelenkpartnern, einem Gelenkspalt, der Gelenkkapsel, dem Gelenkknorpel und der Gelenkflüssigkeit.

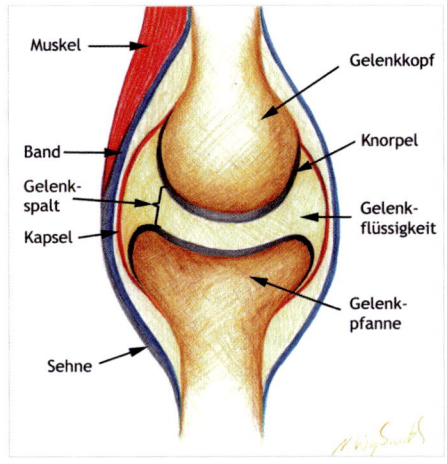

Muskel
Gelenkkopf
Band
Knorpel
Gelenk-
spalt
Gelenk-
flüssigkeit
Kapsel
Gelenk-
pfanne
Sehne

Abb. 7: Gelenkaufbau

Die beiden knöchernen Gelenkpartner werden als **Gelenkkopf und -pfanne** bezeichnet und sind so geformt, dass sie zueinander passen. In Fällen, bei denen die Knochenflächen nur kleine Berührungsflächen haben, hilft sich die Natur durch Menisken, die den Druck besser verteilen (z. B. im Knie).

Der **Gelenkspalt** entsteht zwischen den beiden Gelenkpartnern und enthält die **Gelenkflüssigkeit** (Synovia). Diese Gelenkflüssigkeit wird durch die innere Schicht der Gelenkkapsel gebildet. Bewegung (Mobilisation) stimuliert die **Gelenkkapsel** zur Produktion der Gelenkflüssigkeit und macht diese dünnflüssiger und nährstoffreicher. Die äußere, derbe Schicht der Gelenkkapsel enthält zahlreiche Stellungsfühler (Rezeptoren), die für die Führung des Gelenks erforderlich sind (Propriozeption).

Der (hyaline) **Gelenkknorpel** verlangt besondere Aufmerksamkeit, da er durch falsches Training erheblich in Mitleidenschaft gezogen werden kann. Der Knorpel verhindert durch seine hohe Abriebfestigkeit ein Aufeinanderreiben der Knochenstrukturen. Während des Heranwachsens eines jungen Menschen wird der Knorpel immer dicker und fester. Was mit Abschluss des Wachstums an Knorpeldicke fehlt, wird später auch nicht mehr nachgebildet werden können. Die vorhandene Knorpeldicke beträgt je nach Gelenk zwischen 1 mm und 1 cm und kann für den Rest des Lebens nur noch erhalten werden oder Stück für Stück „abnutzen". Nach Abschluss der Wachstumsphase besteht neu gebildeter Knorpel nur noch aus Material zweiter Klasse. Der Knorpel lebt von einem ständigen Wechsel der Be- und Entlastung. Dünnflüssige, nährstoffreiche Synovia ernährt und festigt den Knorpel unter Druck. Ist der Druck zu groß oder hält er zu lange an, verliert der Knorpel an Festigkeit und nutzt ab. Richtiges Training pflegt den Knorpel, falsches Training „radiert" ihn ab. Auf eine kurze Formel gebracht, könnte man sagen – „wenn weg, dann weg!"

1

Die **Wirbelsäule** ist wie ein beweglicher Stab und besteht aus den Wirbeln, den Bandscheiben und den Bändern. Die Wirbelsäule ist in fünf Abschnitte unterteilt, die jeweils eine andere Krümmung aufweisen, wodurch die daraus entstehende Doppel-S-Form eine Stoßdämpferfunktion erfüllen kann.

Durch das vordere und hintere Längsband werden die Wirbelkörper miteinander verbunden. Der einzelne Wirbel besteht aus dem eigentlichen Wirbelkörper, dem Wirbelbogen, dem daraus resultierenden Wirbelloch, den Querfortsätzen, den Dornfortsätzen und den Gelenkfortsätzen. Die Wirbelkörper übernehmen die Haupttragelast wie aufeinandergestapelte Legosteine, sodass die Größe der Wirbelkörper auch von oben nach unten immer mehr zunimmt. Der Wirbelbogen stellt das Gerüst für die Dorn-, Quer- und Gelenkfortsätze dar und bildet gemeinsam mit dem Wirbelkörper den Wirbelkanal. In dieser „knöchernen Röhre" verläuft gut geschützt als verlängertes Gehirn unser Rückenmark. Die Dorn- und Querfortsätze bilden die Ansatzstellen für eine Vielzahl von Muskeln und die Gelenkfortsätze stellen die gelenkige Verbindung (Zwischenwirbelgelenke) der jeweils benachbarten Wirbelkörper dar. In der Summe der kleinen Einzelbewegungen wird die Wirbelsäule somit zu einer sehr beweglichen, aber auch anfälligen Körperachse.

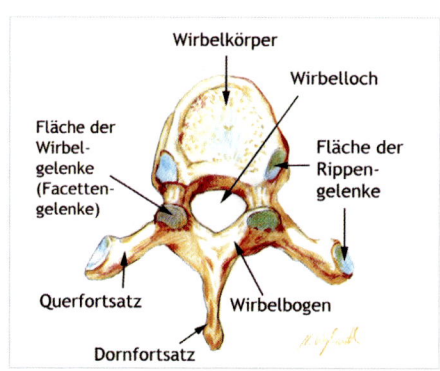

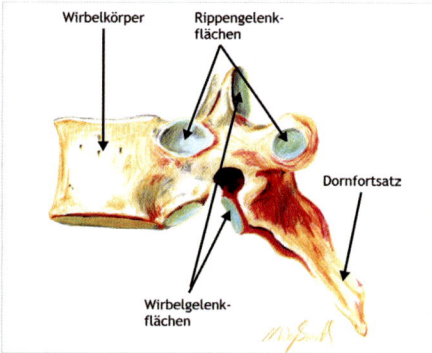

Abb. 8: Wirbelkörper von oben   *Abb. 9: Wirbelkörper von der Seite*

Der oberste Abschnitt der Wirbelsäule ist die Halswirbelsäule (**HWS**). Sie besteht aus sieben einzelnen Wirbelkörpern und weist eine Krümmung nach vorne (Lordose) auf. Von der lateinischen Bezeichnung „cervicalis" (den Hals betreffend) wird der Anfangsbuchstabe C benutzt, um die einzelnen Wirbelkörper von C1 bis C7 durchzunummerieren. C7 als letzter Halswirbelkörper ist dabei auf Grund seines sehr ausgeprägten

Dornfortsatzes bei vorgeneigtem Kopf sehr deutlich unter der Haut sicht- und tastbar. Die ersten beiden Halswirbel haben keine Bandscheibe und besitzen auch keinen Wirbelkörper, da sie in einer gelenkigen Verbindung stehen. Der erste Halswirbel (Atlas) und der zweite Halswirbel (Axis) bilden zusammen ein Zapfengelenk und ermöglichen uns als unteres Kopfgelenk das Drehen des Kopfs nach links und rechts. Diese „zarte" Konstruktion sollte beim Training entsprechend vorsichtig, aber dennoch gezielt, trainiert werden.

Die Brustwirbelsäule (**BWS**) besteht aus 12 einzelnen Wirbelkörpern, mit den dazugehörigen Bandscheiben. Die Krümmung der BWS nach hinten wird als *Kyphose* bezeichnet. Der erste Wirbelkörper der BWS bildet gleichzeitig die knöcherne Verbindung mit dem ersten Rippenpaar (Rippenwirbelgelenk) und der 12.

Brustwirbelkörper mit dem letzten Rippenpaar. Diese Rippenwirbelgelenke verleihen unserem Brustkorb seine Flexibilität bei der Atmung. Insgesamt besitzt die BWS aber durch den „knöchernen Käfig", bestehend aus Wirbelsäule, Rippen und Brustbein, eine recht eingeschränkte Beweglichkeit. Der lateinische Begriff „thoracalis" (den Brustkorb betreffend) begründet die Abkürzung Th 1 bis Th 12 für die BWS.

Die Lendenwirbelsäule (**LWS**) besteht aus fünf einzelnen Wirbelkörpern. Die letzte Bandscheibe befindet sich unterhalb des fünften Lendenwirbelkörpers im Übergang zum Kreuzbein.

Die Krümmung ist dieses Mal wieder nach vorne gerichtet (*Lordose*) und die Größe der Wirbelkörper ist hier sehr ausgeprägt, da viel Gewicht gestützt werden muss. Aus dem lateinischen „lumbalis" (die Lendenwirbelsäule betreffend) leiten sich die Kürzel L1 bis L5 ab.

Das **Kreuzbein** (Sacrum) besteht in der Regel aus fünf zusammengewachsenen Wirbelkörpern ohne Bandscheiben. Diese verknöcherte Struktur stellt seitlich den Übergang
zum Darmbein dar und bildet mit beiden Darmbeinschaufeln den knöchernen Becken-
ring. Das Kreuz-/Darmbeingelenk (Ileosakralgelenk – ISG) gehört zu den straffen Gelenken und hat nur eine sehr geringe Beweglichkeit. Aus dem lateinischen „sacralis"
(das Kreuzbein betreffend) leiten sich die Kürzel S1 bis S5 ab. Die Bandscheibe L5/
S1 weist eine recht starke „Abknickung" auf und ist daher für mögliche Schädigungen
besonders anfällig. Sowohl die Krümmung des Kreuzbeins als auch die des Steißbeins
ist wieder nach hinten gerichtet (*Kyphose*).

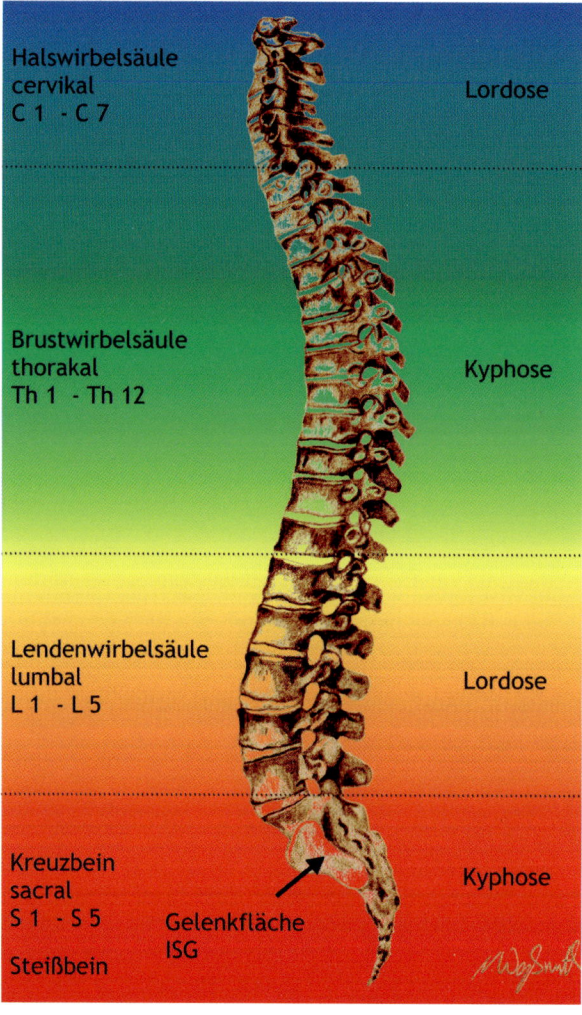

Abb. 10: Wirbelsäule

Halswirbelsäule
cervikal
C 1 - C 7

Lordose

Brustwirbelsäule
thorakal
Th 1 - Th 12

Kyphose

Lendenwirbelsäule
lumbal
L 1 - L 5

Lordose

Kreuzbein
sacral
S 1 - S 5

Gelenkfläche
ISG

Steißbein

Kyphose

Das **Steißbein** besteht aus
3-6 Wirbelresten, wobei die
meisten nur noch erbsen-
große, rundliche Knochen-
stücke sind. Die Verbindung
zwischen Kreuz- und Steißbein ist meist knorpelhaft,
wodurch sich das Steißbein
leicht nach vorn und hin-
ten bewegen lässt. Es dient
vor allem als Ansatz für die
Muskeln des Beckenbodens.

Die **Bandscheiben** liegen zwischen den Wirbelkörpern. Sie nehmen, wie auch die Wirbelkörper selbst, von der HWS zur LWS an Höhe zu. Sie bestehen aus einem äußeren Ring von straffem Bindegewebe und sind fest mit den Wirbelkörpern verbunden. Zur Mitte hin nimmt der Anteil an ringförmig angeordneten Faserknorpeln ab und die Menge an gebundener Flüssigkeit zu. Der Kern der Bandscheibe besteht aus unstrukturiert angeordnetem Gewebsmaterial und einer zähen, gelartigen Flüssigkeit. Somit wird der Gesamtaufbau der Bandscheibe der Aufgabe eines Wasserkissens sehr gerecht. Falsche oder zu lange Belastungen der Bandscheiben, wie z. B. auch Sitzen oder Stehen, führen zu einer „Entsaftung" der Bandscheibe und damit zum Verlust ihrer Stoßdämpferfunktion und zur Höhenabnahme. Durch die Höhenabnahme ist ihre „Abstandshalterfunktion" eingeschränkt und es kann zu einem erhöhten Druck auf die austretenden Nervenendigungen des Rückenmarks kommen.

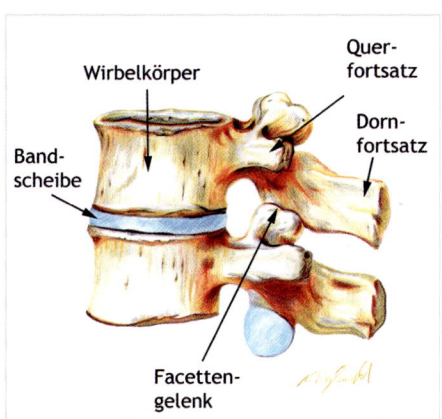

Abb. 11: Bandscheibe von der Seite

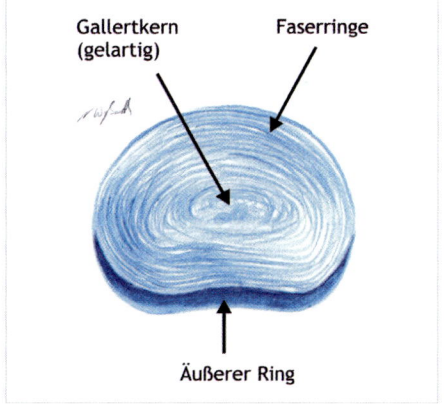

Abb. 12: Bandscheibe von oben

1.2   Aktiver Bewegungsapparat

Der aktive Bewegungsapparat besteht aus den ca. 650 **Skelettmuskeln** und seinen Sehnen. Der Fitnesstrainer sollte von möglichst vielen dieser 650 Muskeln Wissen zu denen im nachfolgenden Beispiel benannten Einzelheiten haben. Dies hilft ihm, seine Kunden gezielt zu trainieren und im weiteren Verlauf der Trainerkarriere Krankheits- und Beschwerdebilder besser verstehen zu können.

Welche Fragen könnte man sich stellen?	Beispiel
▪ Name auf Deutsch?	Großer Brustmuskel
▪ Name auf Latein?	M. pectoralis major
▪ Ansatz (grob)?	Oberarmknochen
▪ Ursprung (grob)?	Schlüsselbein, Brustbein
▪ Über welche Gelenke zieht er?	Schultergelenk
▪ Art des Muskels?	Einköpfig, fächerförmig
▪ Gegenspieler?	Kapuzenmuskel (M. trapezius), breiter Rückenmuskel (M. latissimus dorsi)
▪ Funktion?	„Umarmung"
▪ Übungen, bei denen er „Chef" ist:	Butterfly, Flachbankdrücken, Dips
▪ Übungen, bei denen er „mithilft":	Latzug auf die Brust, enges Bankdrücken
▪ Gerätschaften	Multipresse, Flachbank, Schrägbank, Kurzhanteln, Dipsbarren, Butterflyma-schine
▪ Besonderheiten	Bildet die vordere Achselfalte

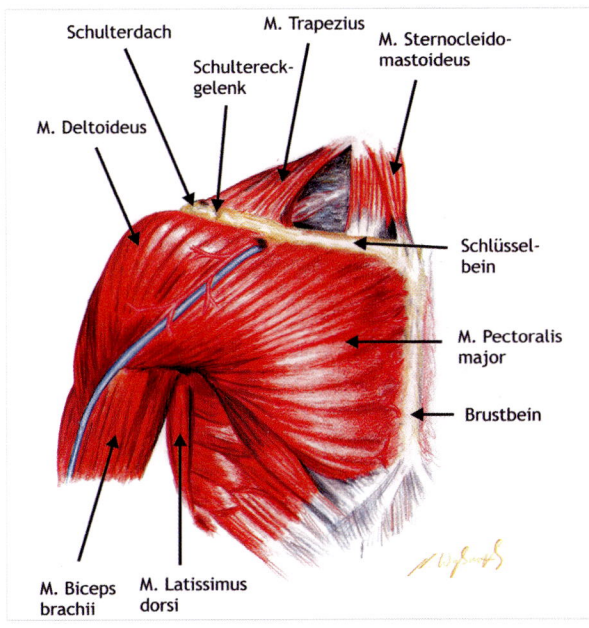

M. Trapezius

Schulterdach

M. Sternocleido-
mastoideus

Schultereck-
gelenk

M. Deltoideus

Schlüssel-
bein

M. Pectoralis
major

Brustbein

M. Biceps
brachii

M. Latissimus
dorsi

Abb. 13: Brustmuskel

Das oben beispielhaft beschriebene Schema kann einen Anhaltspunkt bieten, um sich mit der Skelettmuskulatur zu beschäftigen. Im Lateinischen wird immer zuerst das „M." für *Musculus* gesetzt. Der Muskelansatz und -ursprung braucht nur grob gelernt zu werden, um den Erfordernissen des Fitnesstrainers gerecht zu werden. Als Ursprung wird im Allgemeinen der körpernahe und als Ansatz der körperferne Punkt angegeben. Aus dem Wissen von Ansatz und Ursprung ergibt sich, über welche Gelenke der Muskel verläuft und an welchen Gelenken er entsprechend Wirkung erzielen kann. Der arbeitende Muskel wird auch als Spieler (*Agonist*) und sein „Gegenüber" als Gegenspieler (*Antagonist*) bezeichnet. Das Wissen um den jeweiligen Gegenspieler versetzt den Trainer in die Lage, eine gezielte Übungsauswahl zu treffen und muskuläre Dysbalancen zu vermeiden. Die Funktion eines Muskels sollte entsprechend auf die Übungen im Studio übertragen werden. Da ein Muskel in aller Regel eine Übung nicht alleine macht, hat er diverse Mitspieler (*Synergisten*), die ihn bei seiner Arbeit unterstützen. Der erfahrene Fitnesstrainer sollte zu möglichst vielen Muskeln verschiedene Übungen benennen können, um sie gezielt zu trainieren. Besonderheiten eines Muskels können sowohl dem Trainer als auch dem Trainierenden oft ein besseres Verständnis zu seiner Lage oder Funktion vermitteln.

Auf Grund der Vielzahl der bereits auf dem Markt vorhandenen Literatur über die Skelettmuskulatur und die Übungen, um sie zu trainieren, wird hier im Weiteren darauf verzichtet, auf einzelne Übungsbeispiele einzugehen.

Die **Sehnen** stellen die Verbindung zwischen den Muskeln und den Knochen dar. Wie auch die Bänder bestehen sie aus Kollagenfasern und verfügen über einen sehr langsamen Stoffwechsel. Auch hier muss der Fitnesstrainer darauf achten, dass die Trainingsintensität nicht zu schnell gesteigert wird, um die Sehnen nicht zu überlasten. Zieht der Muskel sich zusammen (kontrahiert), überträgt die Sehne die entstehenden Zugkräfte über ein Gelenk auf einen Knochen und der passive Bewegungsapparat wird zu einem aktiven Bewegungsapparat.

In einer groben Einteilung der **Muskelformen** gibt es die *spindelförmigen* und die *gefiederten* Muskeln. Die „einfachste" Form ist der einköpfige, spindelförmige Muskel. Eine Sehne geht in einen Muskelbauch über und dieser wieder in eine Sehne. Die einzelnen Muskelfasern laufen parallel und es gibt einen Ansatz- und einen Ursprungspunkt. Wenn sich diese Muskelfasern zusammenziehen (kontrahieren), kommt es zu einer klaren Zugrichtung im Faserverlauf. Sind mehrere Köpfe vorhanden (M. biceps brachii, M. quadriceps femoris ...), haben die einzelnen Köpfe oft unterschiedliche Zugrichtungen und ermöglichen damit andere Bewegungen. Teilweise sind einzelne Köpfe auch mehrgelenkig, d. h., sie können Wirkung über mehrere Gelenke erzielen.

Im Falle des großen Brustmuskels (M. pectoralis major) handelt es sich um einen fächerförmigen Muskel. Die Fasern, die zum Schlüsselbein laufen, haben eine ganz andere Zugrichtung als die Fasern, die zum Brustbein laufen. So wird eine Übung wie Flachbankdrücken in erster Linie mehr die Brustbeinfasern trainieren und das Schrägbankdrücken die Schlüsselbeinfasern.

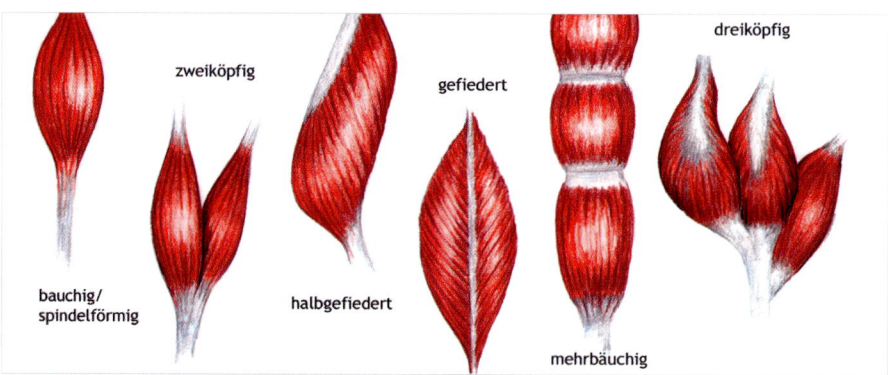

Abb. 14: Muskelformen

Der gerade Bauchmuskel (M. rectus abdominis) ist dagegen ein flächiger Muskel, der in ein ganzes Sehnengeflecht eingebunden ist. Die einzelnen Muskelbäuche sind jeweils komplett von Sehnenmaterial umgeben und wirken so zusammen mit den schrägen Bauchmuskeln wie eine Art Korsett.

Gefiederte Muskeln dagegen können zwar recht viel Kraft entfalten, aber bei ihrer Kontraktion nur wenig Weg zurücklegen. So sind gefiederte Muskeln eher zur Stabilisation geeignet, und spindelförmige Muskeln eher geeignet, große, ausladende Bewegungen zu vollziehen.

Aufbau der Skelettmuskulatur

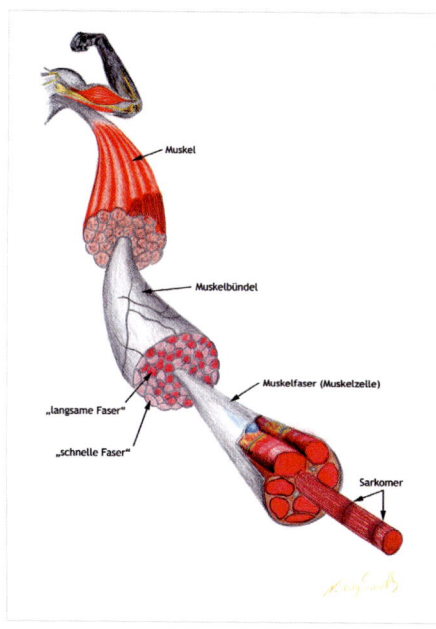

Der Skelettmuskel ist von einer Hülle (Muskelfaszie) umgeben, die dem Muskel seine Form gibt. Schneidet man den Muskel auf, erkennt man die Anordnung von Muskelfaserbündeln, die wiederum von einer Bindegewebsschicht umgeben sind. Die einzelnen Muskelfasern (Muskelzelle) beinhalten die Zellorganellen (*Mitochondrien, Ribosomen ...*) sie werden von Nerven nach dem „Alles-oder-nichts-Prinzip" angesteuert. Die Muskelfasern bestehen aus den *Myofibrillen*, die wiederum aus den *Myofilamenten*. Diese Filamente unterscheiden sich in dünne *Aktin-* und dicke *Myosinfilamente*. Die regelmäßige Anordnung dieser Filamente von einem Z-Streifen bis zum

Abb. 15: Aufbau der Skelettmuskulatur

nächsten nennt man *Sarkomer*. Die Bestandteile des Sarkomers bestehen aus kleinen Eiweißfäden. Das *Titin*, als kleine „Sprungfeder", durchzieht das Sarkomer von einem Z-Streifen zum anderen. Es ist verantwortlich für die Ruhespannung des Muskels.

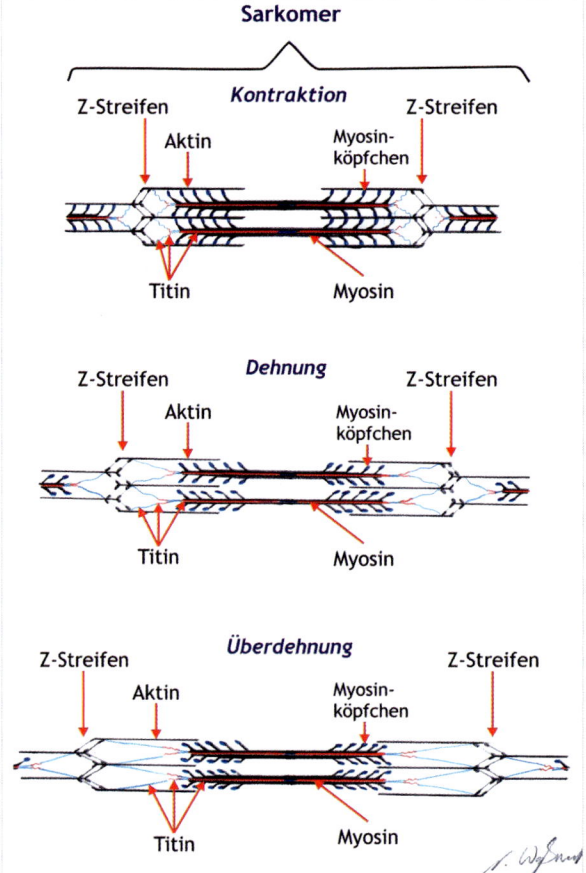

Bei einer Muskelkontraktion schieben sich, nach Aufbau einer Brückenbindung sogenannter *Myosinköpfchen*, Myosin und Aktin ineinander. Dazu ist jeweils ein Nervenimpuls erforderlich. Geschieht dieser Vorgang tausendfach in Folge, nähern sich die Z-Streifen immer weiter an und es kommt zu einer Muskelkontraktion. Lässt der Nervenimpuls nach, so gleiten die Eiweißfäden in ihre Ausgangsposition zurück.

Abb. 16a: Sarkomer

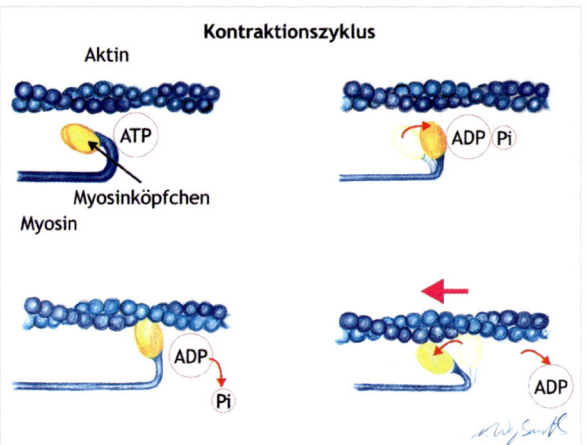

Abb. 16b: Aktin-Myosin-Kontraktion

1.3 Herz-Kreislauf-System

Das menschliche **Herz** ist der Motor unseres Lebens. Es wiegt beim Erwachsenen gerade mal 280-350 g, schlägt aber in einem durchschnittlichen Leben viele Millionen Male und beginnt bereits im Mutterleib mit seiner Arbeit. Hoch spezialisierte Muskelzellen verleihen dem Herzmuskel (*Myokard*) seine Einzigartigkeit. Das Herz liegt zu zwei Dritteln in der linken Brustkorbseite und ist ca. faustgroß. Im Inneren des Herzens befinden sich vier Hohlräume, die durch die Herzscheidewand (*Septum*) in eine linke und rechte Herzhälfte unterteilt werden. Die „oberen" Abschnitte des Herzens werden als *Vorhöfe (Atrium)* und die „unteren" Abschnitte als *Kammern (Ventrikel)* bezeichnet. Segelklappen verbinden Vorhof und Kammer miteinander. Durch Training kann dieser Hohlmuskel, wie auch die Skelettmuskulatur, wachsen. Wenn der Herzmuskel kontrahiert, werden bei einem untrainierten Menschen ca. 70 ml Blut gepumpt (Schlagvolumen).

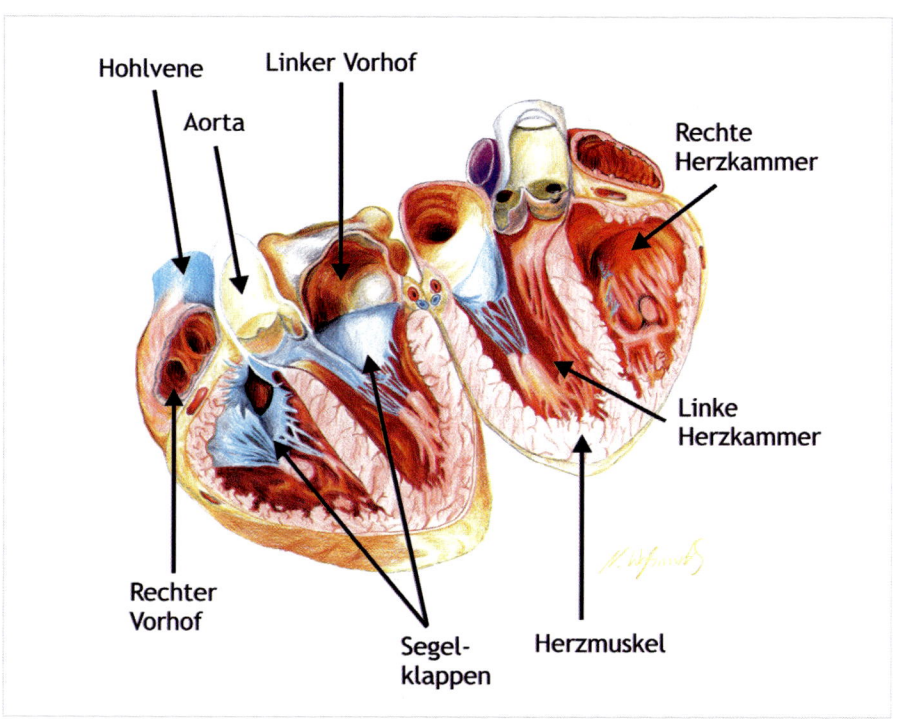

Abb. 17: Aufbau des Herzens

Die Erregung des Herzens geht vom *Sinusknoten* aus. Diese speziellen Zellen des Herzens geben den Takt an. Der elektrische Impuls pflanzt sich über den gesamten Herzmuskel fort und führt zu der charakteristischen „zackigen Ableitung" (PQRST-Zacke) beim EKG. Als Notfallsicherung bei einem etwaigen Ausfall des Sinusknotens steht der *AV-Knoten* (Atrium-Ventrikel-Knoten) als Ersatz zur Verfügung.

Ausgehend vom Herzen, werden die 5-7 l Blut ständig durch den Körper gepumpt. Der große **Körperkreislauf** beginnt in der linken Herzkammer. Von dort wird das Blut in die Aorta gepumpt, die sich immer weiter, wie die Wurzeln eines Baumes, in *Arterien* und die wiederum in *Arteriolen* verzweigt. Letztlich wird das Blut durch die Haargefäße *(Kapillaren)* gequetscht, die so eng sind, dass das Blut sich „schlank" machen muss, um durchzupassen. Hier findet der entscheidende Prozess statt, in dem der im Blut befindliche Sauerstoff an die Körperzellen und Kohlendioxid aus den Zellen an das Blut abgegeben wird. Dieser Gasaustausch lässt unsere Körperzellen atmen (Zellatmung). Das nun „verbrauchte" Blut fließt jetzt wieder durch die Venolen, die Venen und letztlich die Hohlvenen Richtung Herz. Angekommen im rechten Vorhof des Herzens, endet der große Körperkreislauf.

Nun fließt das Blut durch die Segelklappe vom rechten Vorhof in die rechte Kammer. Hier beginnt der **kleine Körperkreislauf** oder auch **Lungenkreislauf** genannt. Das Blut fließt durch die Lungenarterie zur Lunge, wo wiederum ein Gasaustausch stattfindet. Trotz der Tatsache, dass sich in der Lungenarterie sauerstoffarmes Blut befindet, wird sie als *Arterie* bezeichnet. Somit stimmt der Merksatz „Arterien führen sauerstoffreiches Blut" nur im großen Körperkreislauf. Hingegen stimmt der Merksatz „Arterien führen vom Herzen weg" in jedem Falle. In der Lunge wird nun das Kohlendioxid aus dem Blut abgegeben und durch die Einatmung Sauerstoff ins Blut aufgenommen. Das mit Sauerstoff angereicherte Blut fließt nun von der Lunge durch die Lungenvene (Venen führen zum Herzen hin) zum linken Vorhof des Herzens. Hier endet der Lungenkreislauf. Strömt das Blut nun durch die Segelklappe in die linke Kammer, beginnt der große Körperkreislauf von vorne.

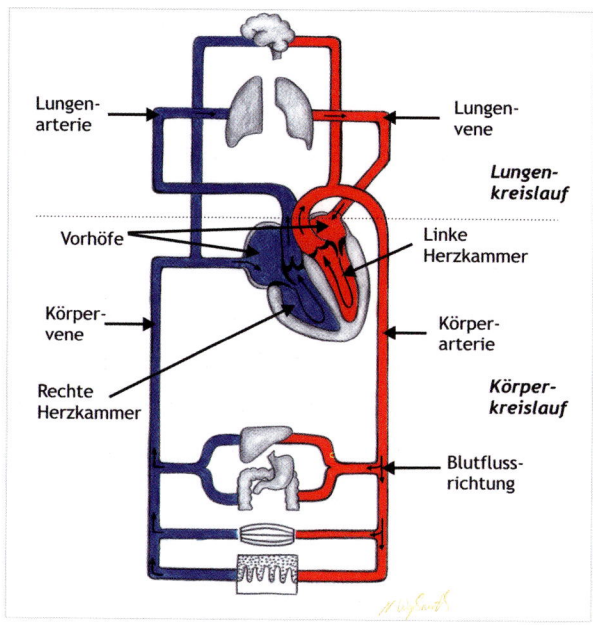

Lungen-
arterie

Lungen-
vene

*Lungen-
kreislauf*

Vorhöfe

Linke
Herzkammer

Körper-
vene

Körper-
arterie

*Körper-
kreislauf*

Rechte
Herzkammer

Blutfluss-
richtung

Abb. 18: Blutkreislauf

Der **Blutrückfluss** vom Körper zum Herzen ist nur durch ein Ineinandergreifen verschiedener Mechanismen des Körpers möglich. Ohne diese Mechanismen würde das Blut nicht gegen die Schwerkraft zum Herzen zurückfließen können. Das Herz ist ein Druck-Saug-Motor, d. h., dass in einem geschlossenen System (Blut-kreislauf) mit dem Entstehen eines Drucks (Kontraktion des Herzens) automatisch auch ein Unterdruck mit ei-

ner Sogwirkung entsteht. So wird das Blut mit zunehmender Annäherung an das Herz auch zunehmend angesaugt. Zusätzlich sind die großen Arterien und Venen im Körper meist direkt Wand an Wand angeordnet. Fließt die Blutdruckwelle durch eine Arterie, wird die daneben befindliche Vene zusammengedrückt und das Blut wird etwas weiter Richtung Herz gedrückt. Dieser Mechanismus wird als *Arterienpumpe* bezeichnet. Das Zurückfließen des Blutes wird dabei durch die Venenklappen verhindert, die als Einweg-ventil den Blutfluss nur in eine Richtung zulassen.

Der Sog des Herzens, die Venenklappen und die Arterienpumpe reichen im Ruhezu-stand aus, um das Blut gegen die Schwerkraft zum Herzen zurückzupumpen. Die Blut-druckwerte im venösen System betragen gerade mal 20/5 mmHg. Unter Belastung und der damit verbundenen Mehrdurchblutung kommt unterstützend die Muskelpumpe ins Spiel. Durch die Kontraktion der Skelettmuskulatur wird ein zusätzlicher Druck auf die Venen ausgeübt und so eine erheblich größere Menge an Blut Richtung Herz transportiert.

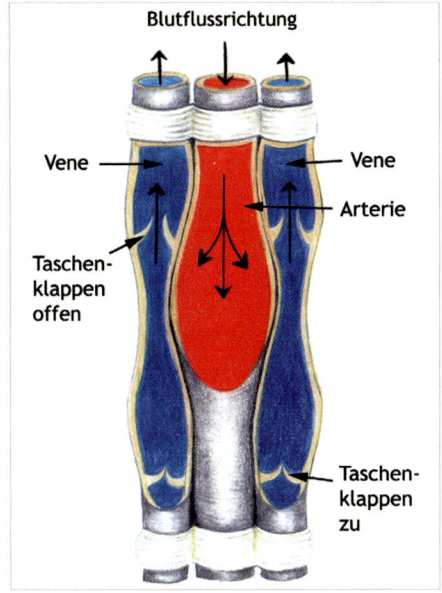

Abb. 19: Arterienpumpe

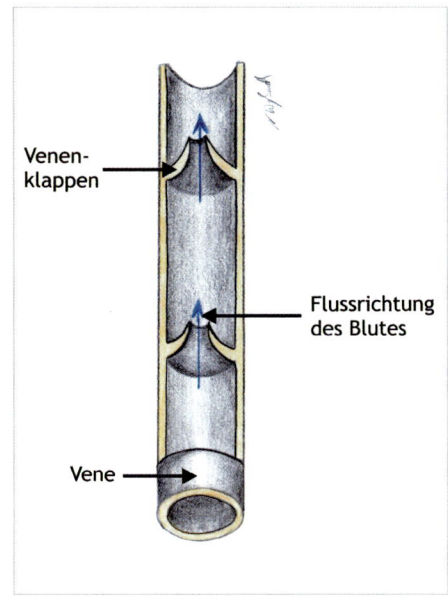

Abb. 20: Venenklappen

Der **Blutdruck** wird auch heute noch, basierend auf dem Prinzip nach Riva Rocci (1894), gemessen. So notiert der Arzt z. B. einen Wert wie RR 120/80 mmHg. Mit RR hat sich also Herr Rocci mit seinem Namenskürzel verewigt. Das Kürzel mmHg steht für Millimeter Quecksilbersäule, da ursprünglich in einer Säule, ähnlich einem Thermometer, der Anstieg des Quecksilbers die Werte anzeigte.

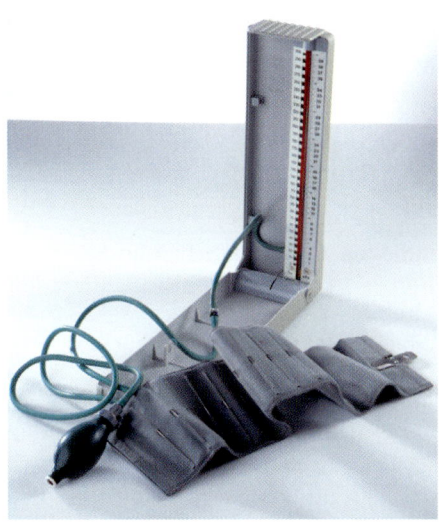

Der Blutdruck sollte mit einer Oberarmmanschette gemessen werden, da Handgelenkmessungen zu ungenau sind. Der Proband sollte einige Minuten ruhig gesessen haben und am freien linken Oberarm die Messung durchführen lassen. Wichtig ist es, die richtige Manschettengröße zu wählen. Die üblichen Manschetten lassen Messungen bei einem Oberarmumfang von 22-32 cm zu. Hat der Proband einen kleineren oder

Abb. 21: Altes Blutdruckmessgerät

größeren Umfang, muss entsprechend eine andere Manschette angelegt werden. Die Markierung der Manschette muss knapp oberhalb der Ellenbeuge angelegt werden. Während der nun startenden Messung sollte der Proband nicht sprechen und den Arm auf Herzhöhe locker auf dem Tisch ablegen. Nach Beendigung der Messung werden die Blutdruckwerte und die aktuelle Herzfrequenz angezeigt. Die Manschette kann nun wieder abgenommen werden.

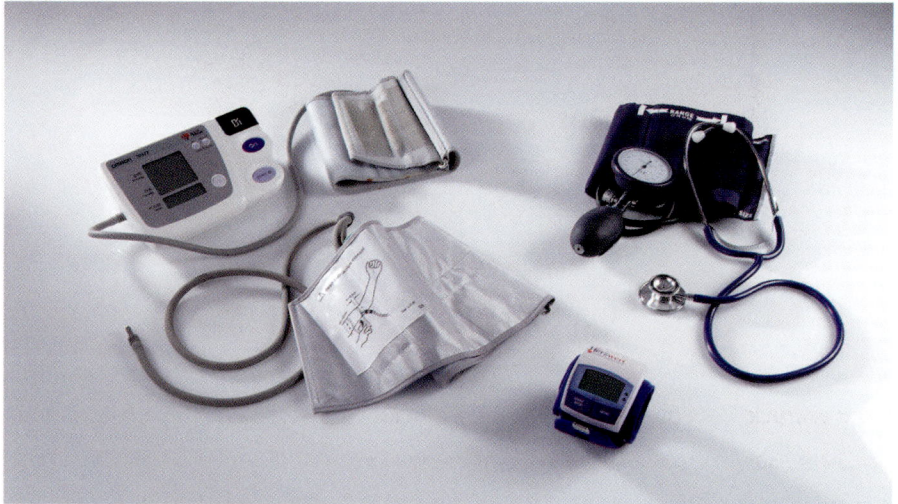

Abb. 22: Moderne Blutdruckmessgeräte

Der angezeigte höhere Oberwert (Systole) liegt optimal zwischen 110 und 120. Der Unterwert (Diastole) zwischen 70 und 80. Laut Weltgesundheitsorganisation (WHO) sind Werte bis 145/90 als „Grauzone" einzustufen und Werte darüber als Bluthochdruck (Hypertonie).

MODUL I

Modul I | Kapitel 2

GERÄTEHANDLING

2.1 Grundsätze des Gerätetrainings

Erst allgemeines Erwärmen, dann spezielles Erwärmen

Selbstverständlich sollte auch vor einem Krafttraining ein allgemeines Erwärmen erfolgen. Das Herz-Kreislauf-System kommt auf Betriebstemperatur und der Körper stellt sich auf Sport ein. Die Aufwärmzeit sollte mindestens 10 min betragen und muss nicht über den Puls gesteuert werden. Allerdings kann ein allgemeines Erwärmen nicht optimal auf eine bevorstehende Gewichtsbelastung vorbereiten. Ein typisches Beispiel aus der Studiopraxis: Ein junger Mann kommt ins Studio, strampelt sich 10 min warm, geht zum Flachbankdrücken, legt seine 70 kg Trainingsgewicht auf und macht seinen ersten Trainingssatz. Bleibt die Frage offen, wer seine Schulter und seine Ellbogen aufgewärmt hat. Das Fahrrad sicher nicht. Auf Dauer wird durch ein solches Training die Gelenkstruktur recht stark belastet und langfristige Schädigungen sind vorprogrammiert. Wird mit ca. 50 % des späteren Trainingsgewichts ein Vorbereitungssatz durchgeführt, wird das Gelenk optimal auf die anschließende Trainingsbelastung vorbereitet. Wenn alle Gelenke innerhalb einer Trainingseinheit einmal allgemein und speziell erwärmt wurden, sind weitere Aufwärmsätze nicht mehr erforderlich. Wird ein Gelenk länger als 15-20 min nicht mehr unter Trainingsbelastungen bewegt, sollte allerdings erst wieder ein spezieller Aufwärmsatz erfolgen.

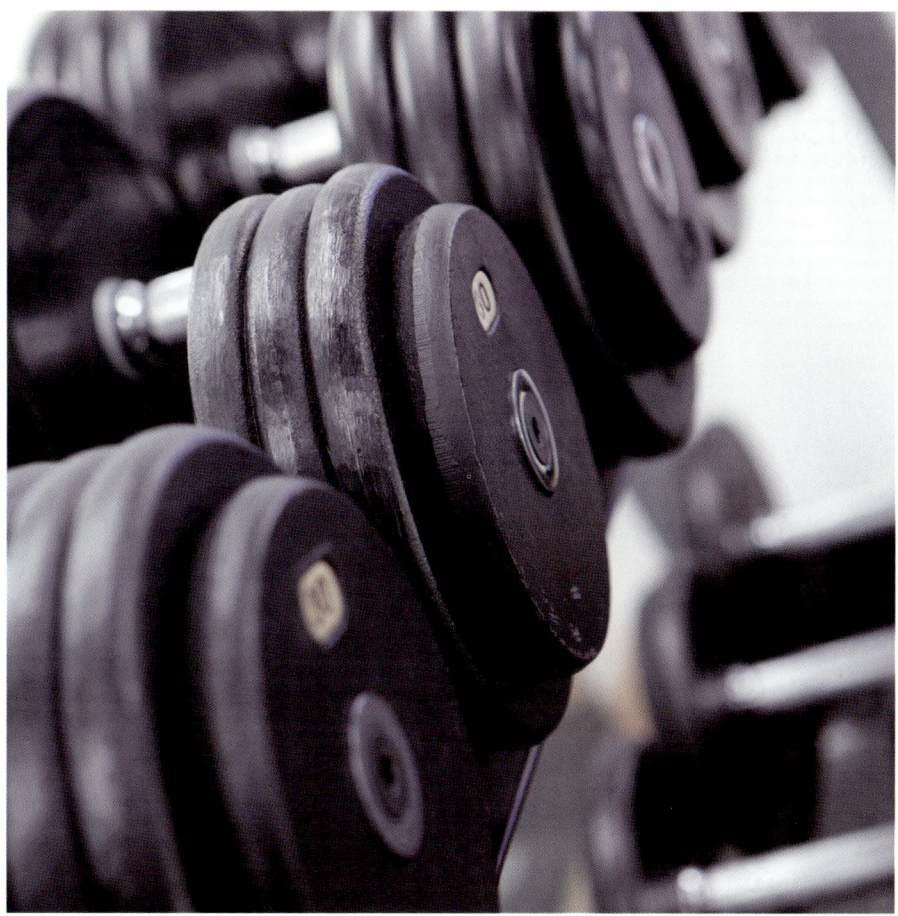

Abb. 23: Alltagsbelastung: Kurzhantel – so schwer wie ein Sack Zement

Hüfte in Sitzposition nicht tiefer als die Knie

Wenn an einer Krafttrainingsmaschine oder im Freihantelbereich im Sitzen trainiert wird, sollte auf eine korrekte Sitzhöheneinstellung geachtet werden, die im Trainingsplan vermerkt wird. Damit das Becken nicht in eine ungünstige Position kippt, sollte das Knie auf einer Höhe oder tiefer als die Hüfte sein. Lässt sich der Sitz nicht verstellen oder ist der Trainierende besonders groß, können die Beine besser nach hinten abgewinkelt unter dem Sitz oder lang nach vorne gestreckt positioniert werden.

2

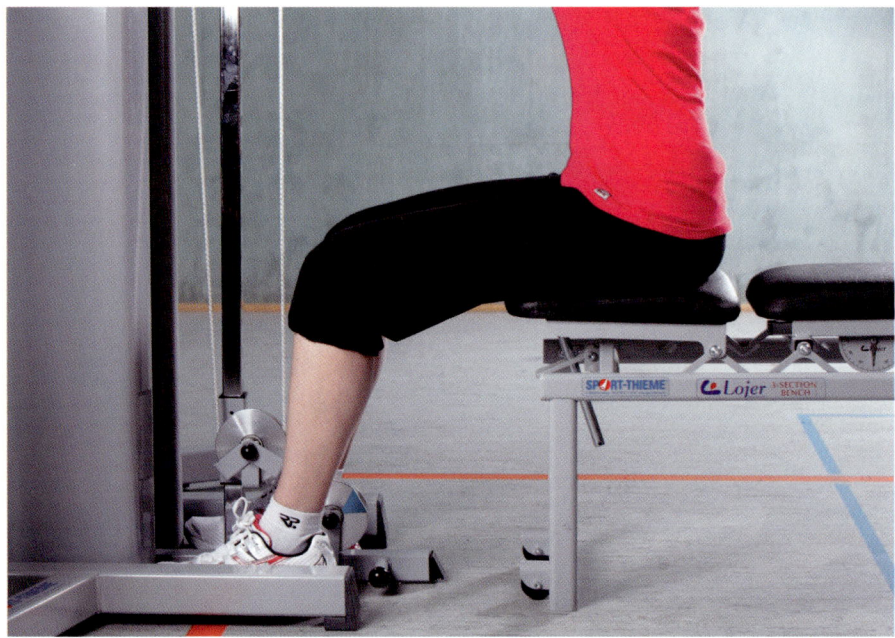

Abb. 24: Richtige Sitzposition

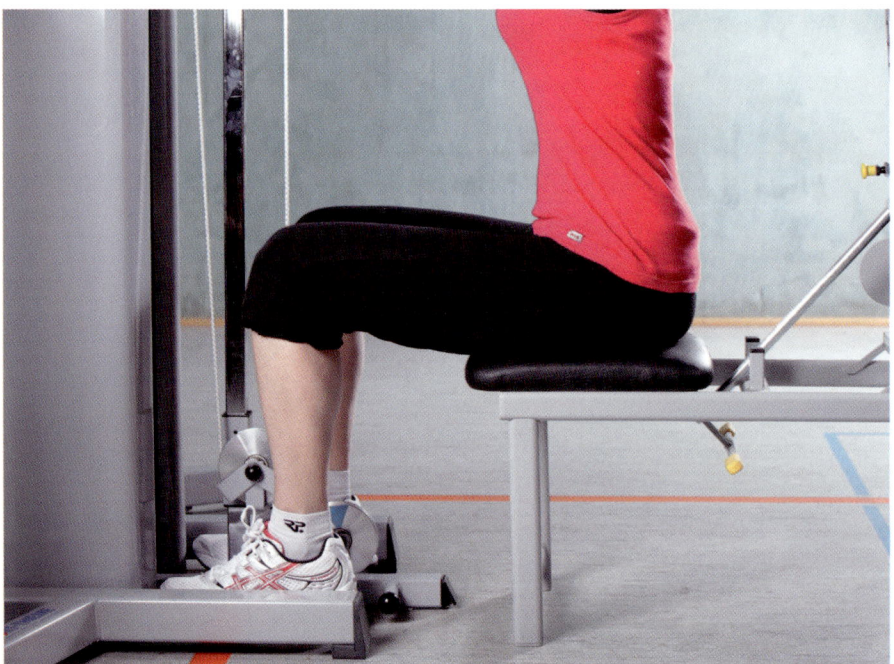

Abb. 25: Falsche Sitzposition

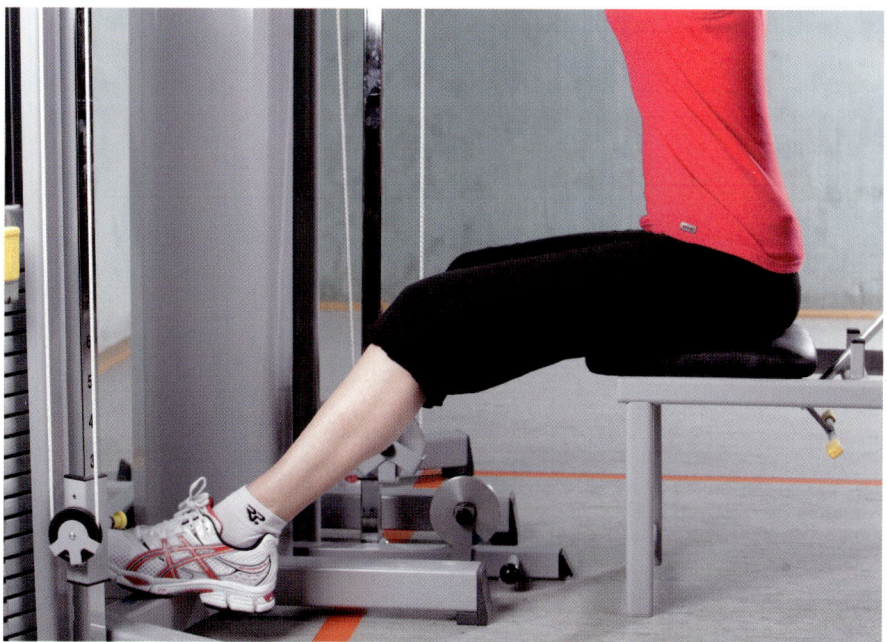

Abb. 26: Variante I Sitzposition

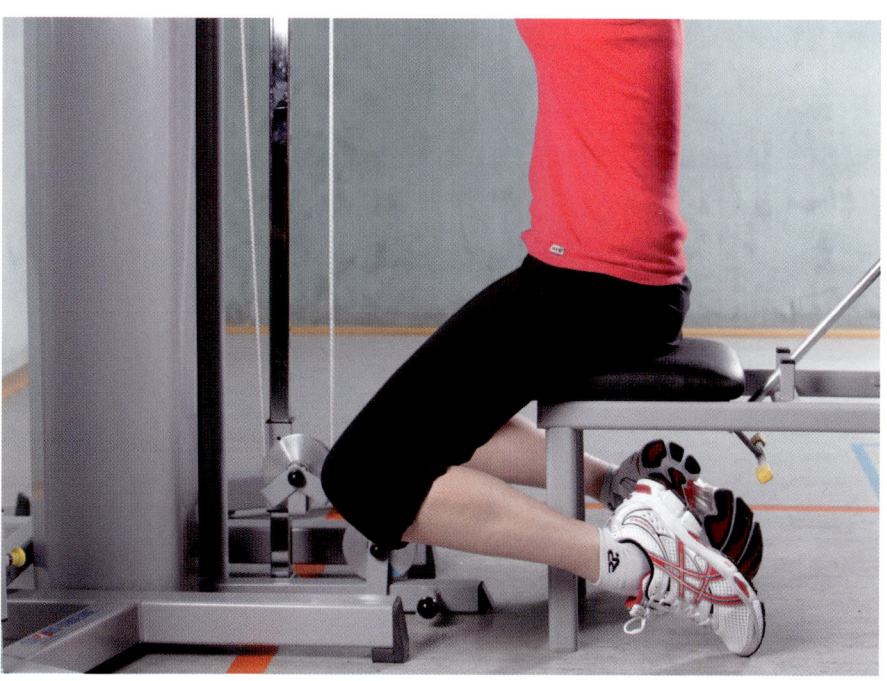

Abb. 27: Variante II Sitzposition

Bewegungsgeschwindigkeit

In vielen Fällen wird dem Trainierenden keine konkrete Aussage über die Bewegungs-geschwindigkeit beim Krafttraining gegeben. Bei genauerer Betrachtung ist es aber zweifellos ein Unterschied, ob eine Wiederholung in 2 s, 4 s oder 10 s ausgeführt wird. Um eine einheitliche Sprache zu sprechen, meint „langsames Arbeiten" 2 s konzentri-sche und 2 s exzentrische Muskelarbeit. Somit würde eine Wiederholung 4 s dauern und entsprechend 10 Wiederholungen 40 s. Arbeitet der Trainierende zügig und damit 1 s konzentrisch und 1 s exzentrisch, braucht er für 10 Wiederholungen entsprechend nur 20 s. Dass im Ergebnis nicht in beiden Fällen das Gleiche passieren wird, ist nahe lie-gend. Bewegungsgeschwindigkeit „schnell" meint, so schnell, wie es dem Trainierenden individuell möglich ist. Neben diesen drei festgelegten Geschwindigkeiten, langsam, zügig und schnell, kann der Trainer natürlich auch andere Geschwindigkeiten vorgeben. Wichtig ist nur, dass zum Thema Geschwindigkeit eine klare Aussage getroffen wird, die im Trainingsplan vermerkt wird.

Atmung beachten

Während der Übungsausführung sollte der Trainierende atmen und nicht die Luft an-halten. Dabei ist es aber nicht unbedingt erforderlich, die Atmung exakt an die Be-wegungsgeschwindigkeit anzupassen. Bei langsamem Arbeiten ist eine Atmung im Rhythmus der Bewegung sicherlich möglich und vielleicht auch sinnvoll. Bei zügiger Arbeitsweise und spätestens bei schnellem Arbeiten kann der Rhythmus nicht mehr an die Bewegungsgeschwindigkeit angepasst werden. Da die größte Kraft allerdings beim Anhalten der Luft erreicht wird, ist beim Training gerade mit sehr hohen Gewichten darauf zu achten, dass es nicht zu einer Pressatmung und damit zu hohen Druckwerten im Brustkorb kommt. Im Extremfall könnte es bei einer Pressatmung zum Schwindel, zu einer Einschränkung des Blutrückflusses zum Herzen und sogar zur Zerreißung von Blutgefäßen kommen.

Möglichst große (schmerzfreie) Bewegungsamplitude

Die Beweglichkeit ist bei verschiedenen Menschen sehr unterschiedlich ausgeprägt. Außerdem sollen alle Bewegungen auch muskulär gesichert werden können. Somit ist es grundsätzlich anzustreben, das individuell erreichbare Bewegungsausmaß auch bei Kraftübungen zu nutzen, sofern dies schmerzfrei möglich ist und keine unnatürlichen Gelenkbewegungen provoziert werden. Es gibt keine falschen Bewegungen, es gibt nur Bewegungen, die muskulär nicht gesichert werden können!

Griff- und Übungsvariationen zulassen

Die Gerätehersteller beschreiben meist eine „Standardübung", die auch häufig am Gerät mit einer Anfangs- und Endposition illustriert ist. Mit etwas Fantasie, guten anatomischen Kenntnissen und Einblicken in die Biomechanik lassen die meisten Krafttrainingsmaschinen allerdings eine Reihe an Griff- und Übungsvarianten zu. Dadurch wird nicht nur die Belastungsmonotonie durchbrochen, sondern auch jeweils andere Muskelfasern, andere Synergisten und neue koordinative Ansteuerungsmuster trainiert.

Exemplarisch sollen hier drei Krafttrainingsmaschinen bzw. -geräte mit möglichen Varianten dargestellt werden.

Latzug

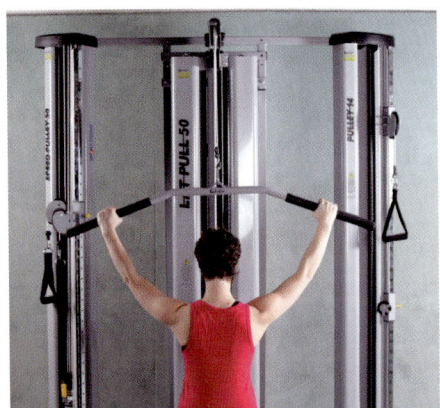

Abb. 28a: Latzug Ristgriff weit

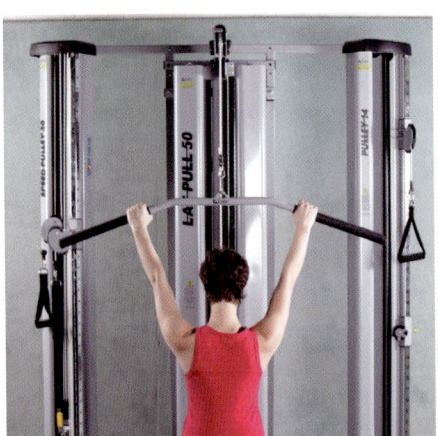

Abb. 28b: Latzug Ristgriff mittel

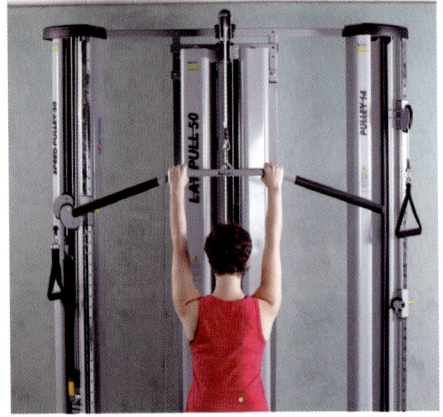

Abb. 28c: Latzug Ristgriff eng

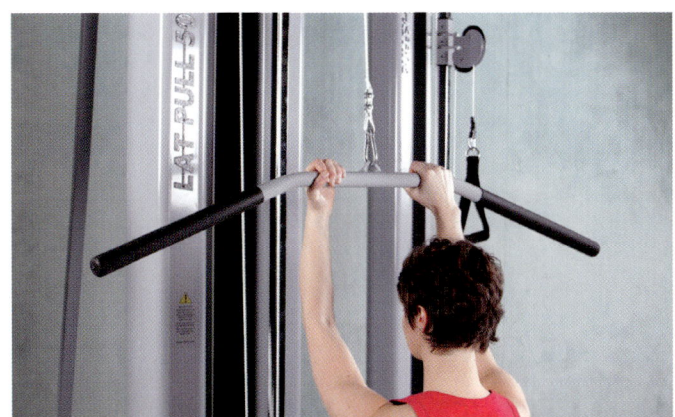

Abb. 28d: Latzug Zwiegriff

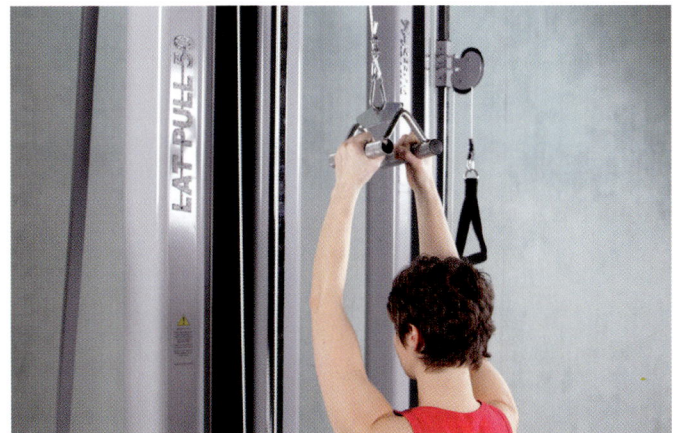

Abb. 28e: Latzug Neutralgriff

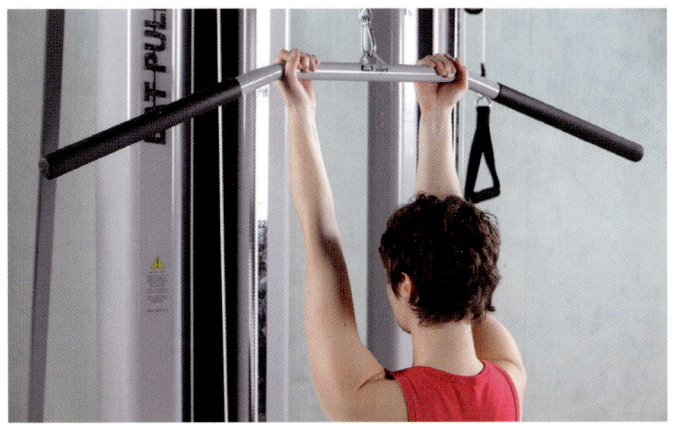

Abb. 28f: Latzug Kammgriff

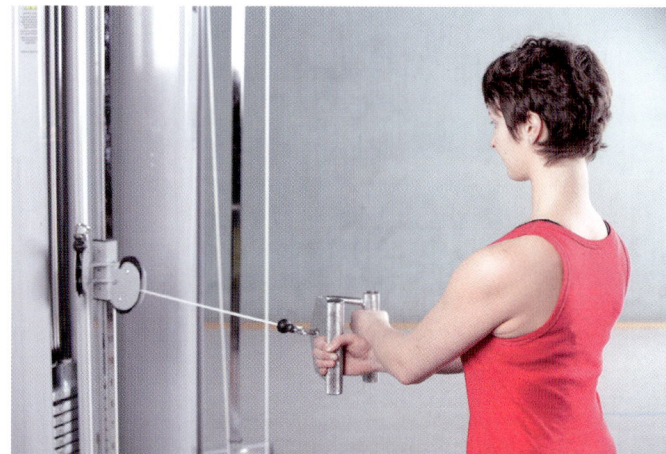

Abb. 28g: Rudern Kreuzgriff

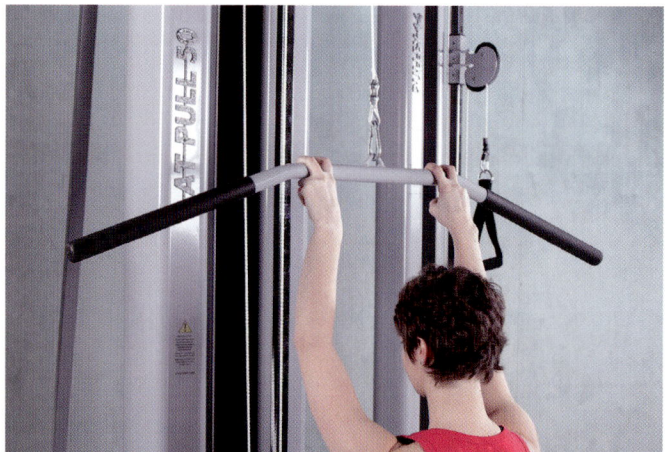

Abb. 28h: Latzug zwei Finger beidarmig

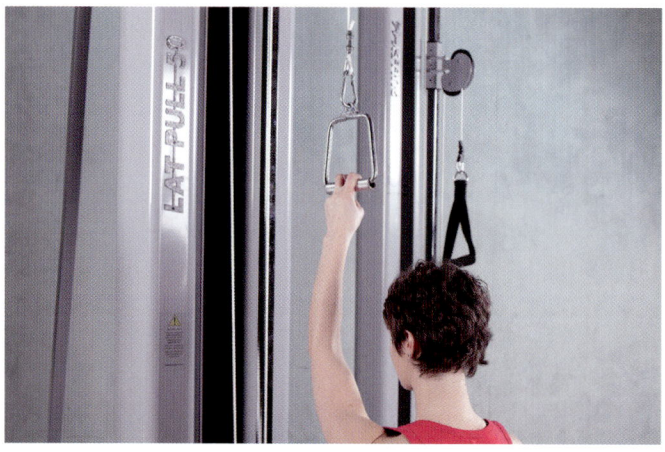

Abb. 28i: Latzug zwei Finger einarmig

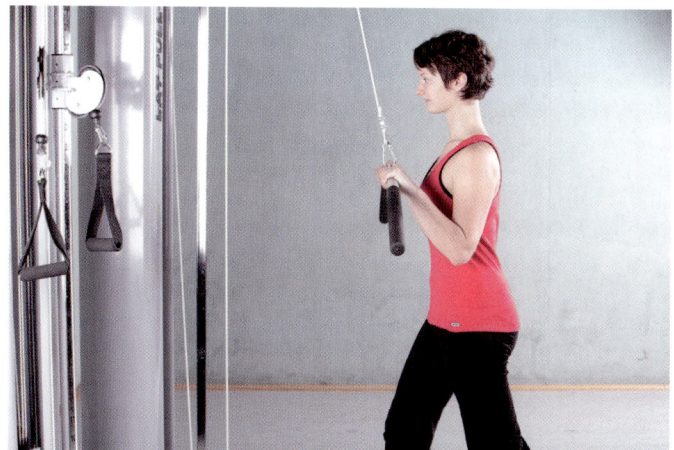

Abb. 28j: Trizepsdrücken an der Stange

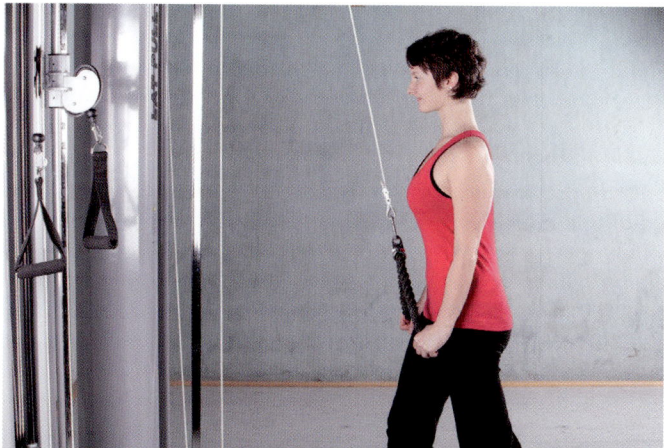

Abb. 28k: Trizepsdrücken am Tau

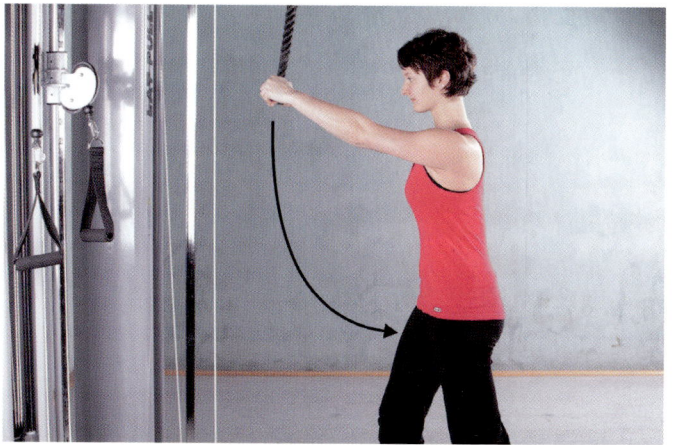

Abb. 28l: Latzug Stemme

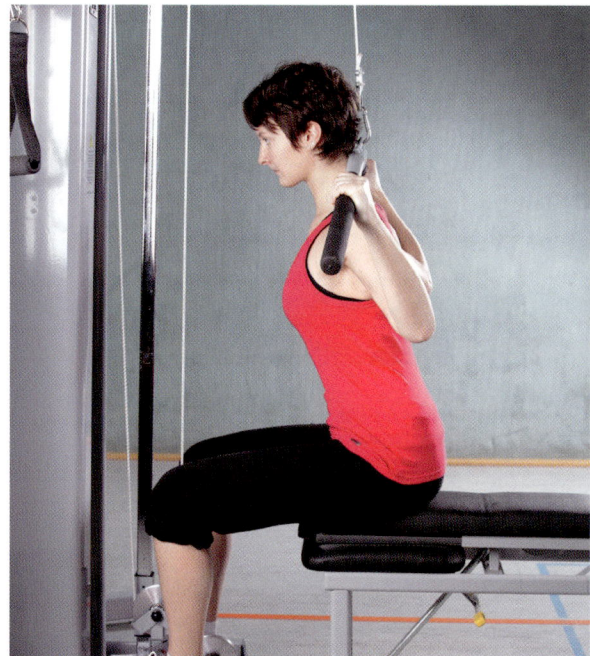

Abb. 28m: Latzug in den Nacken

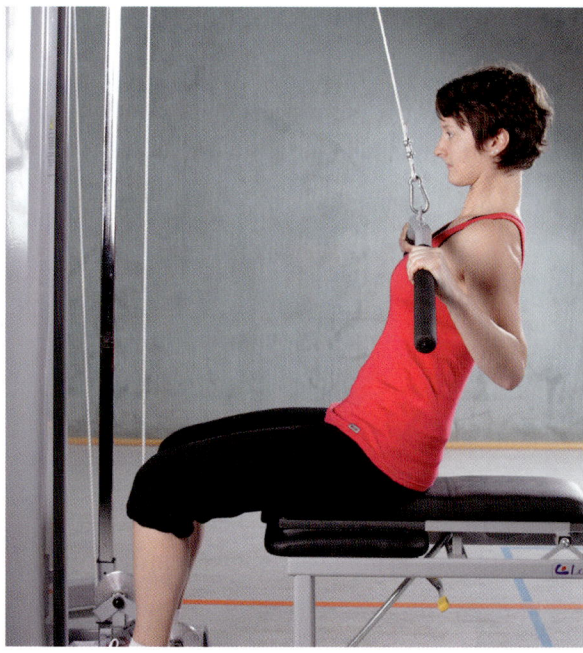

Abb. 28n: Latzug auf die Brust

Beinheber (Barren):

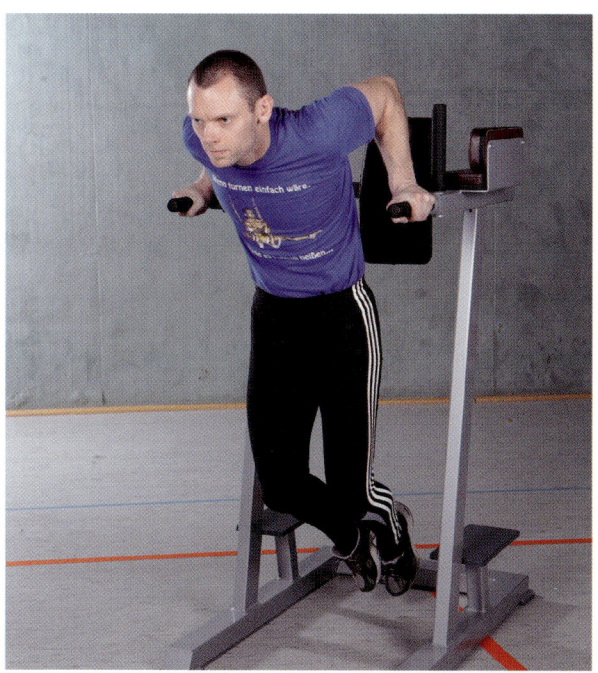

Abb. 29a: Dips Beine hinten

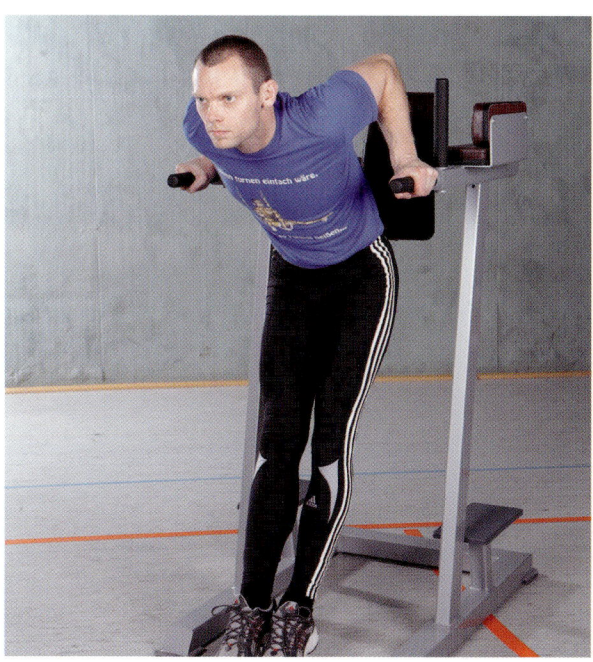

Abb. 29b: Dips Beine vorne

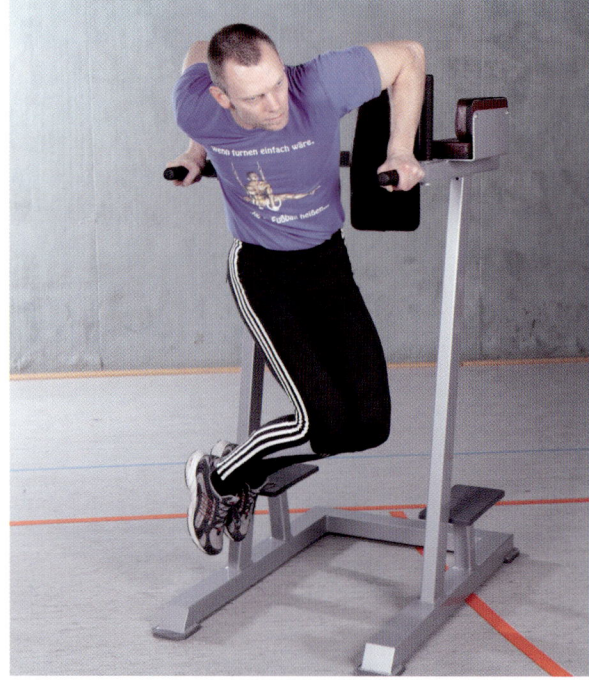

Abb. 29c: Dips Beine rotiert

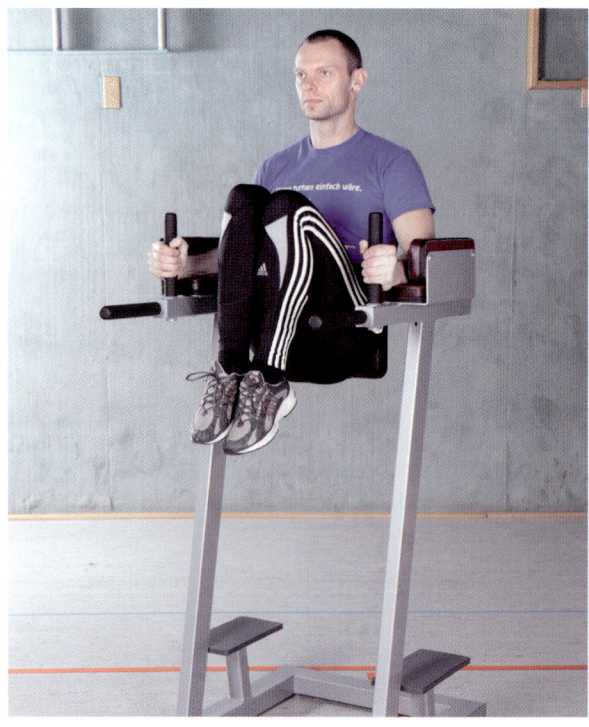

*Abb. 29d: Beine gehockt
anheben*

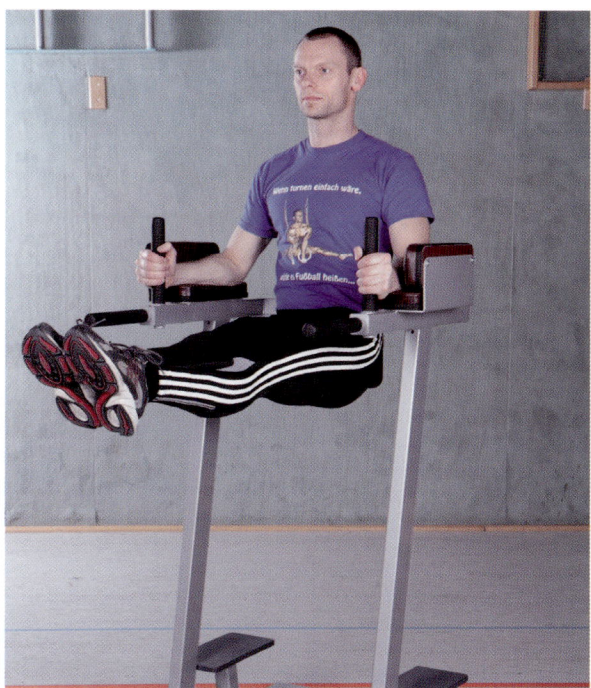

*Abb. 29e: Beine gestreckt
anheben*

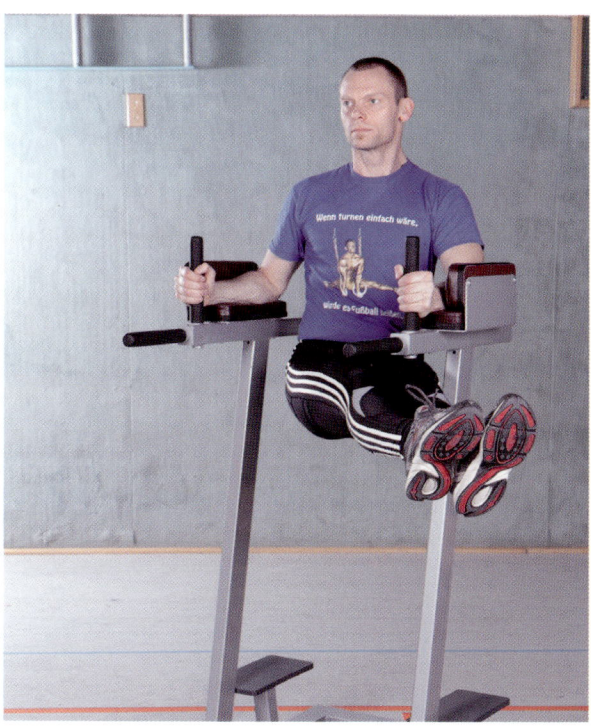

*Abb. 29f: Beine gestreckt
seitlich anheben*

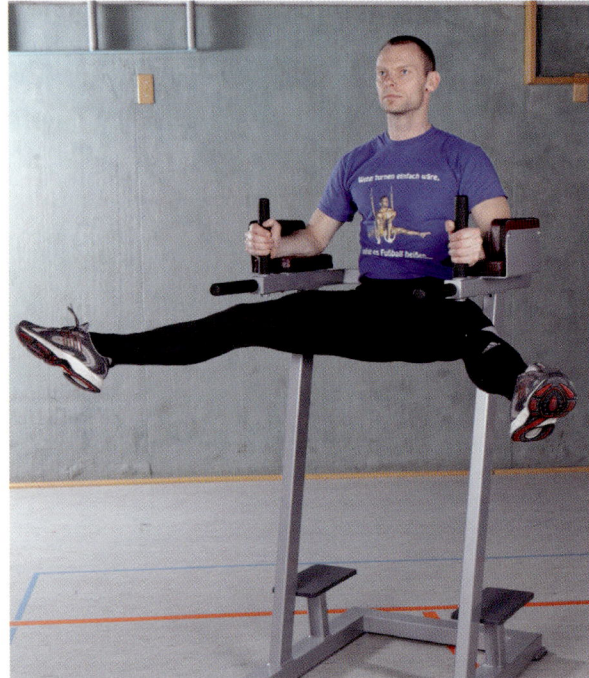

Abb. 29g: Beine gegrätscht anheben

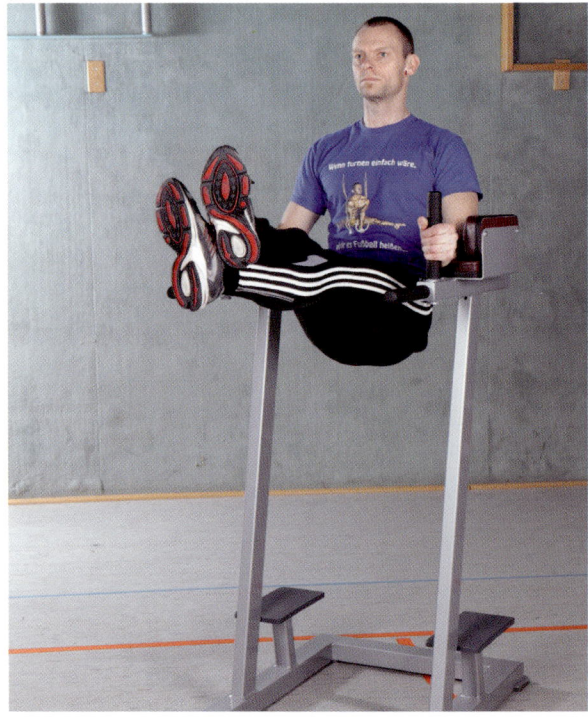

Abb. 29h: Beine gestreckt gekreuzt

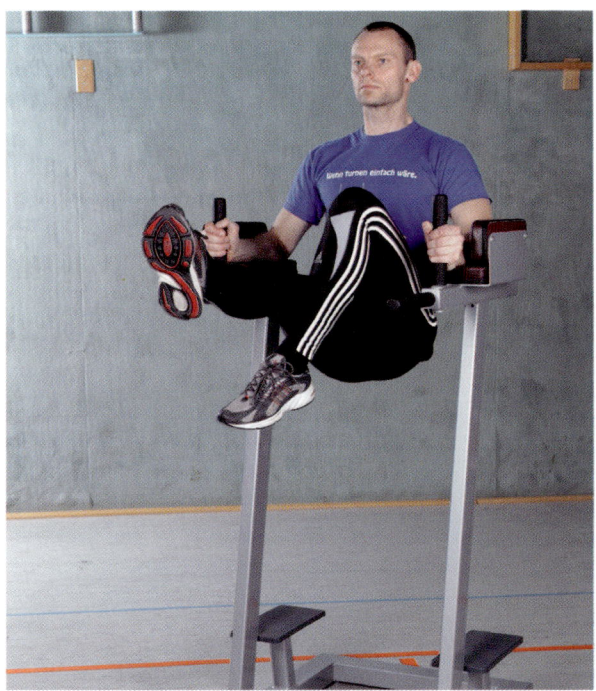

Abb. 29i: Beine gehockt – gestreckt im Wechsel

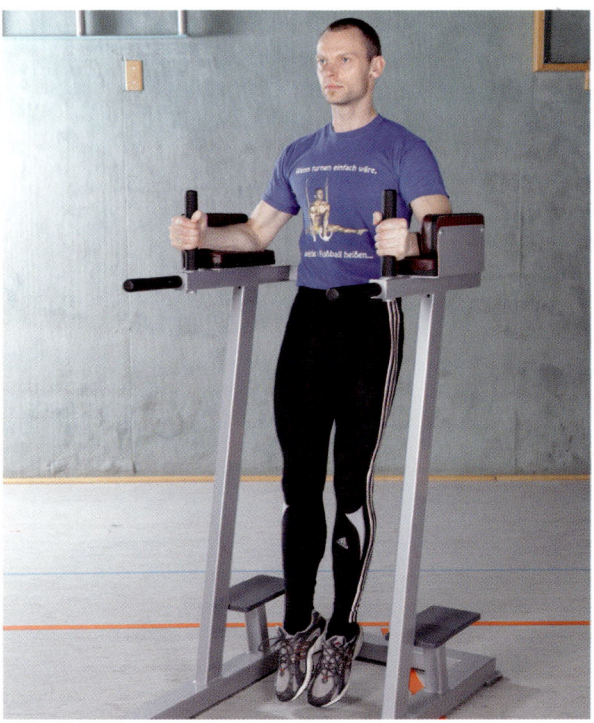

Abb. 29j: Langer Hals im Unterarmstütz

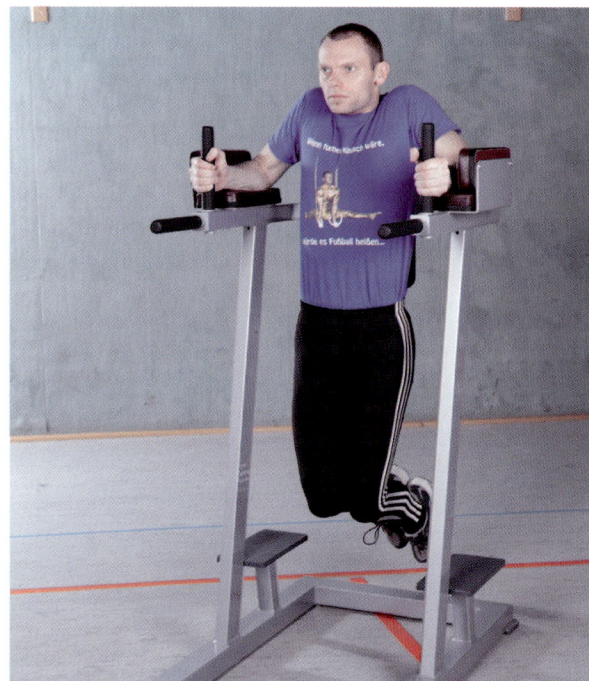

*Abb. 29k: Kurzer Hals im Unter-
armstütz*

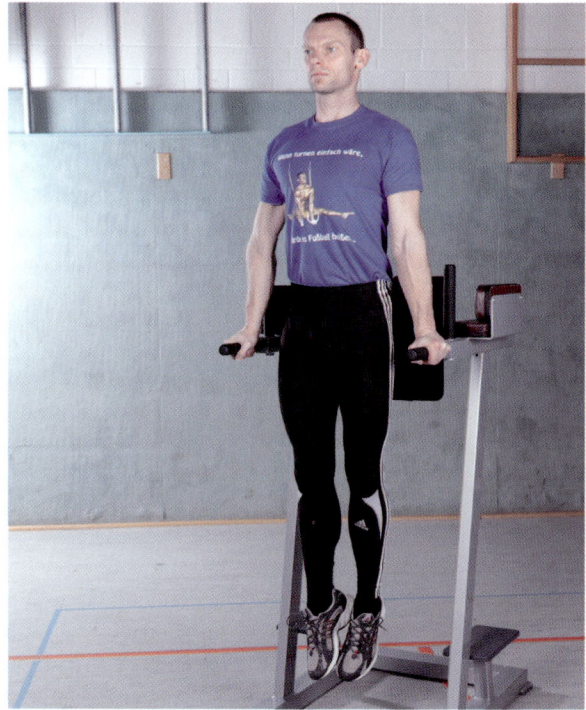

Abb. 29l: Langer Hals im Stütz

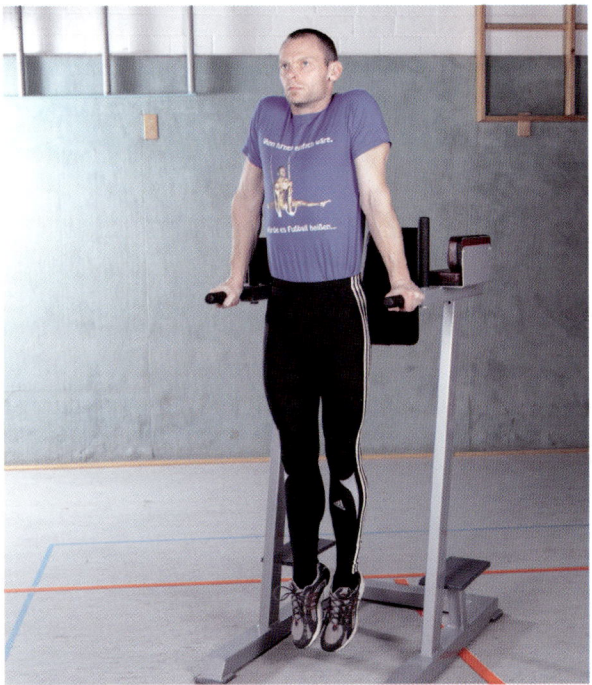

Abb. 29m: Kurzer Hals im Stütz

Hyperextensionsbank:

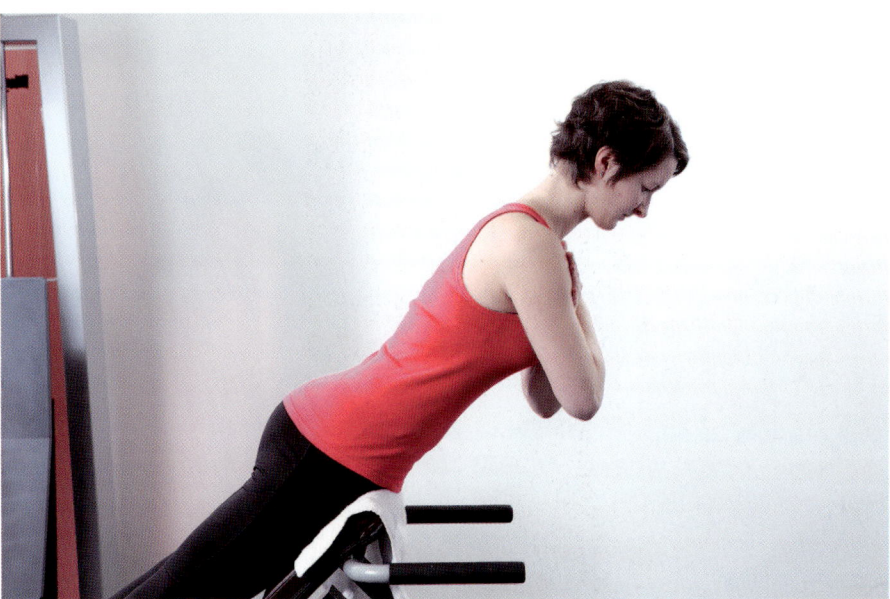

2

Abb. 30a: Hyperextensionsbank Arme vor der Brust

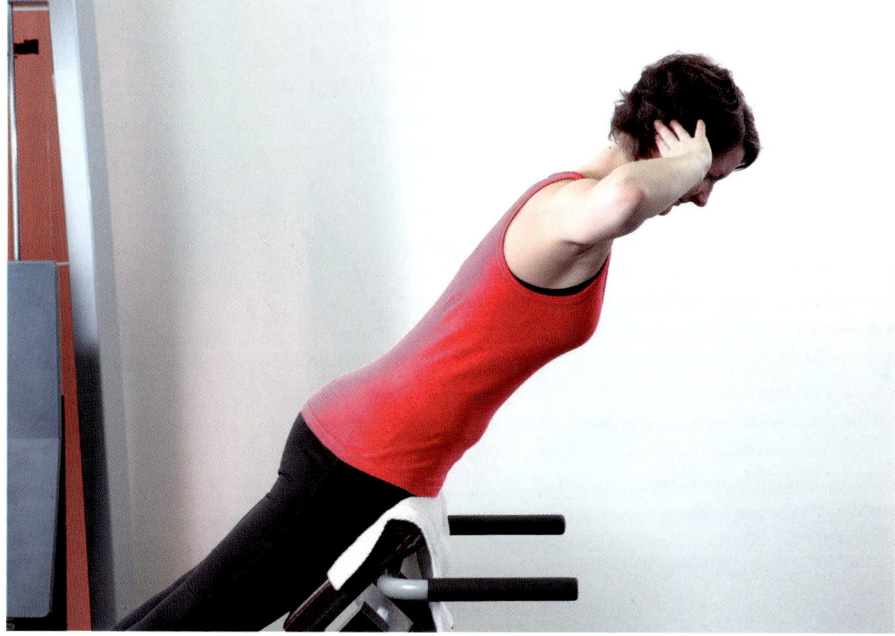

Abb. 30b: Hyperextensionsbank Hände an den Ohren

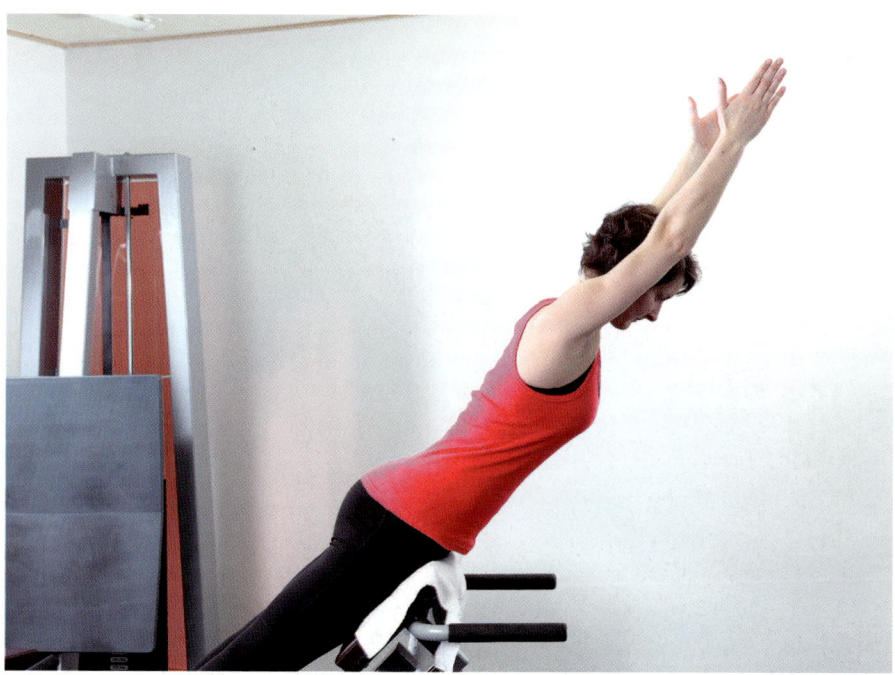

Abb. 30c: Hyperextensionsbank Arme lang

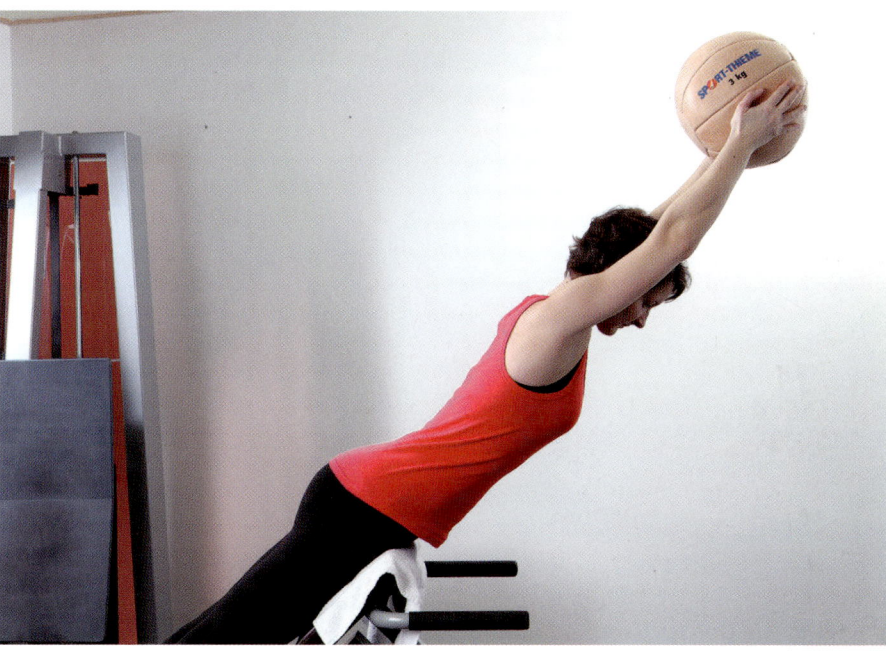

Abb. 30d: Hyperextensionsbank Arme lang mit Gewicht

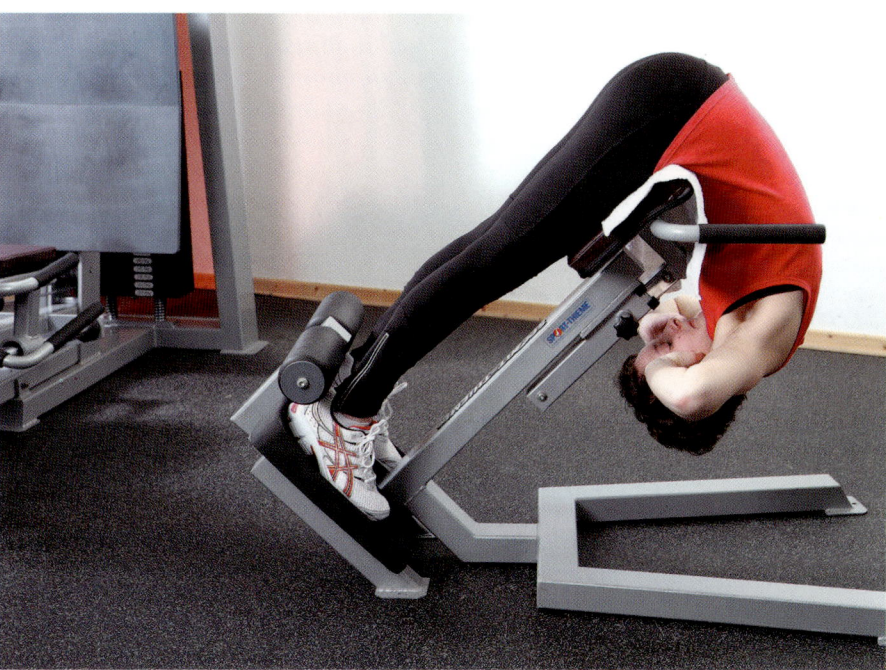

Abb. 30e: Hyperextensionsbank tief mit rundem Rücken

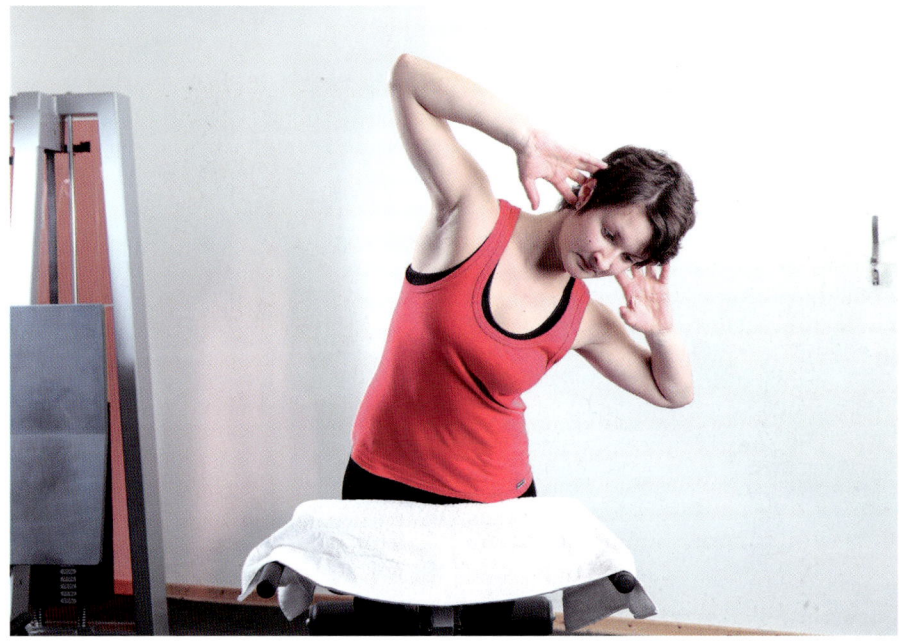

Abb. 30f: Hyperextensionsbank links – rechts

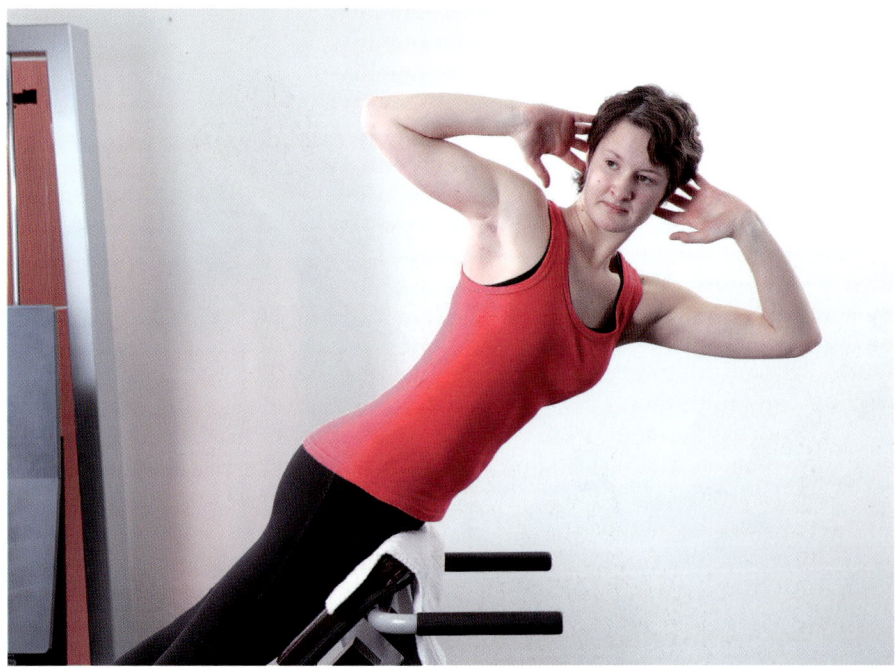

Abb. 30g: Hyperextensionsbank Rotation

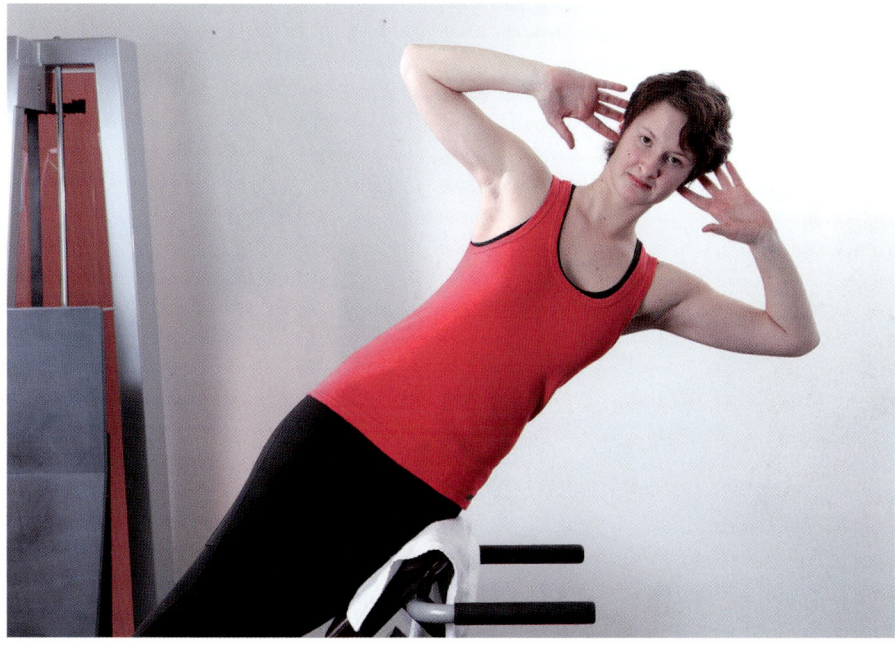

Abb. 30h: Hyperextensionsbank seitlicher Rumpf

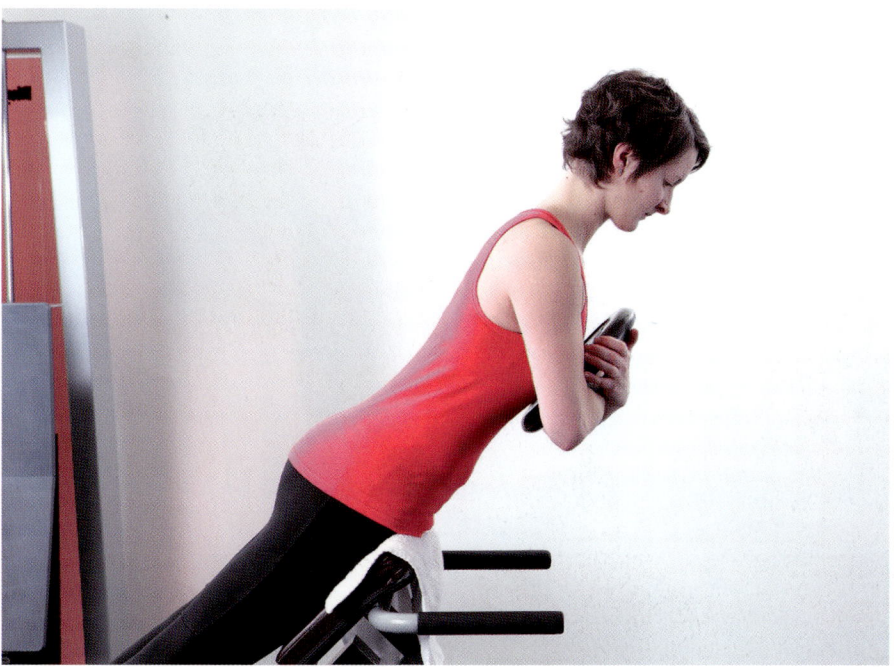

Abb. 30i: Hyperextensionsbank mit Gewicht

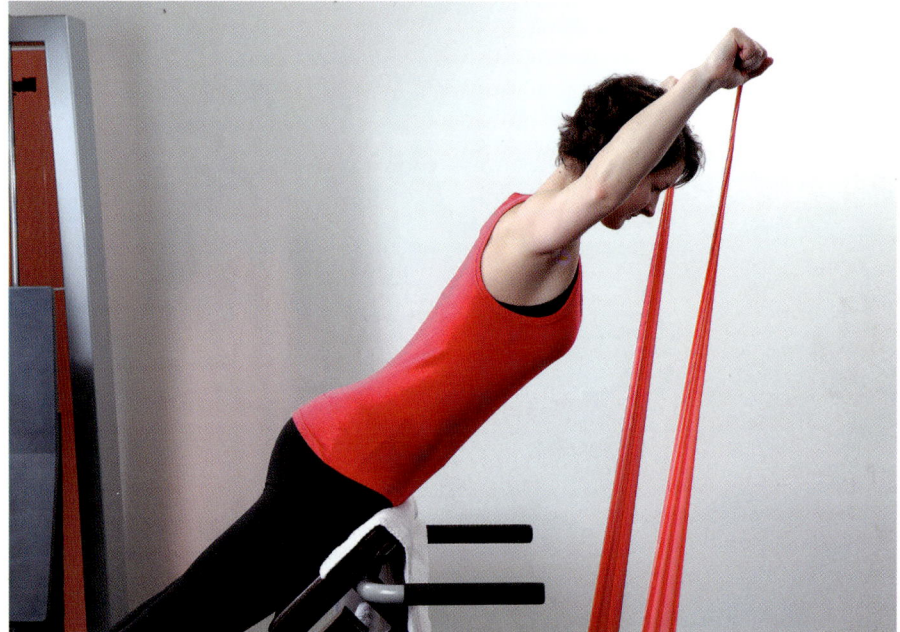

Abb. 30j: Hyperextensionsbank mit Thera-Band®

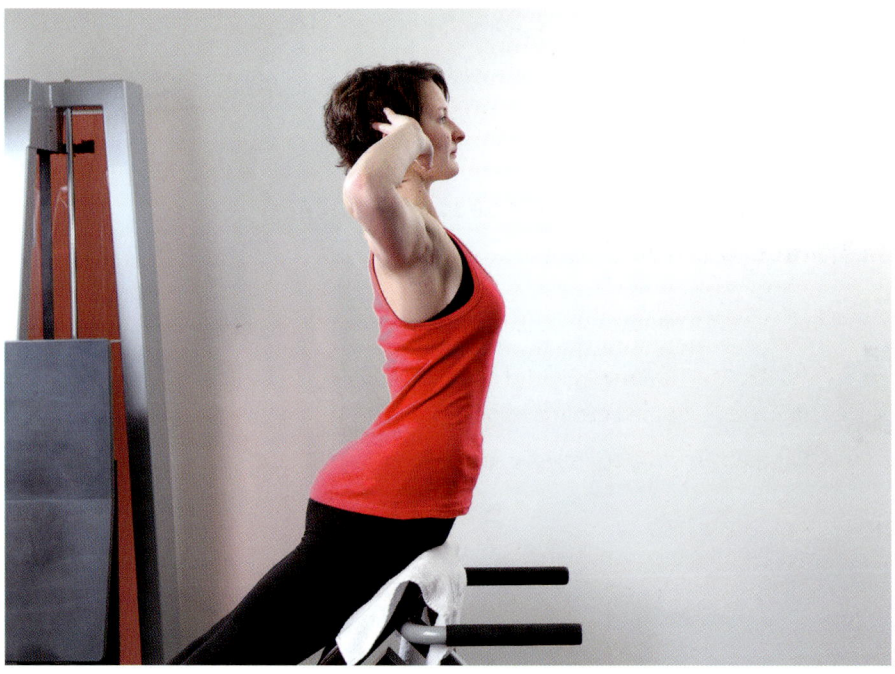

Abb. 30k: Hyperextensionsbank maximal

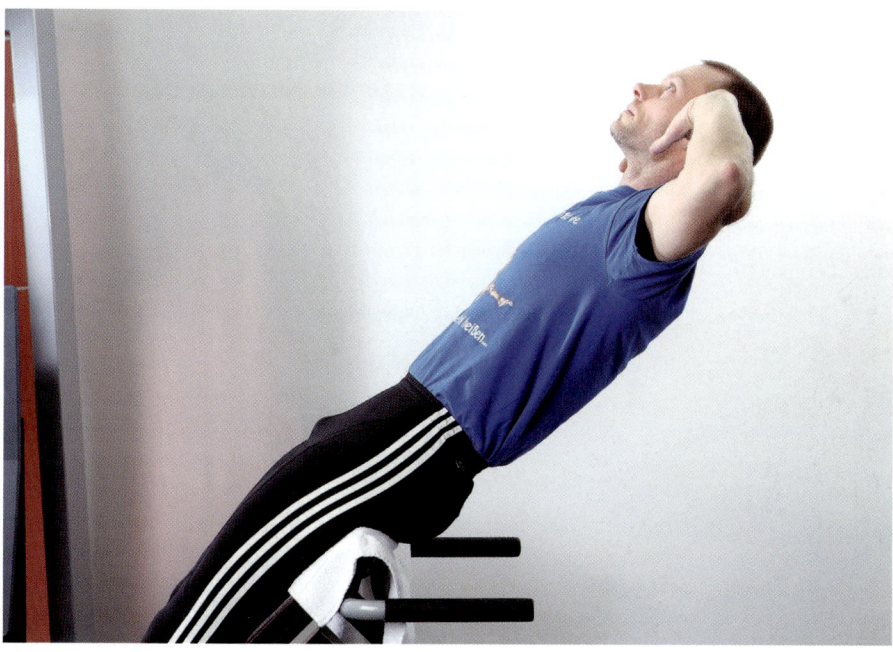

Abb. 30l: Hyperextensionsbank Bauch

Jeder Trainer bleibt hiermit aufgefordert, für alle anderen Krafttrainingsmaschinen/-geräte auch kreativ zu sein und mutig alle sinnvollen denkbaren Übungsvarianten zunächst selbst auszuprobieren und anschließend anzuwenden.

Geräteeinstellungen/Übungsausführungen im Trainingsplan notieren

Alle Geräteeinstellungen und Übungsvarianten müssen im Trainingsplan vermerkt werden, um jedem Trainer, der die Trainingsfläche überwacht, zu ermöglichen, helfend einzugreifen, wenn die Idee des Trainers, der den Plan erstellt hat, nicht mit der tatsächlichen Übungsausführung übereinstimmt.

2

Drehachse der Maschine gleich Drehachse des Gelenks

Wenn an einer Krafttrainingsmaschine eine eingelenkige Übung ausgeführt wird (Bein-beuger, Beinstrecker, Glutäusmaschine, …), ist unbedingt darauf zu achten, dass die Drehachse der Maschine mit der Drehachse des Körpers (Kniegelenk, Hüftgelenk, …) auf einer gedachten Linie ist. Stimmt durch eine falsche Einstellung oder auf Grund einer Fehlkonstruktion der Maschine diese Achse nicht, entstehen im Gelenk sehr un-günstige Scherkräfte, die schädigend auf das Gelenk wirken. Ein sicheres Zeichen, dass diese Achse nicht stimmt, ist das Rollen der Fuß- oder Knierolle beim Arbeiten an der Maschine.

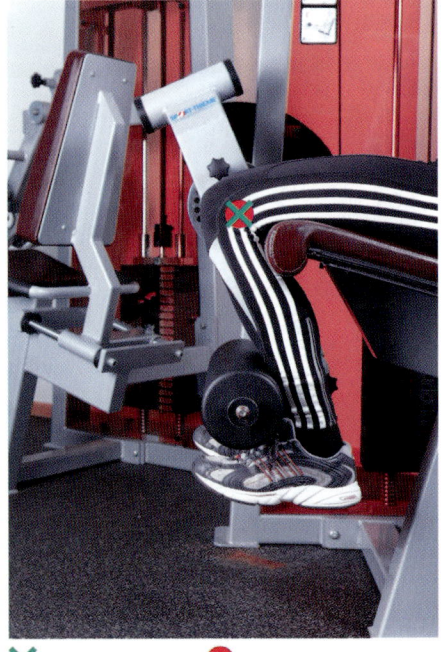
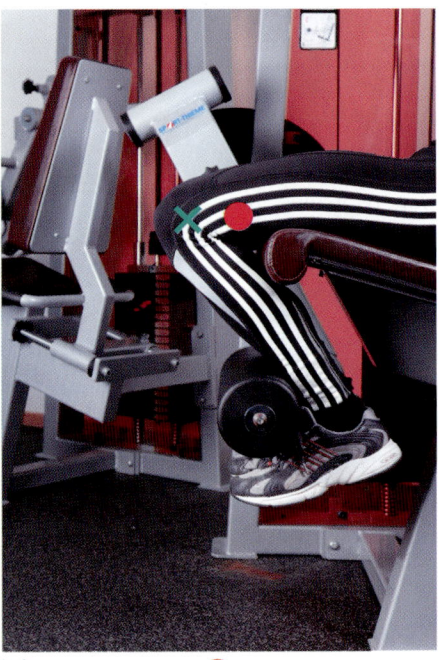

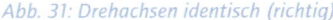

✖ *Gelenkachse* ● *Drehachse Gerät*

✖ *Gelenkachse* ● *Drehachse Gerät*

Abb. 31: Drehachsen identisch (richtig)

Abb. 32: Drehachsen nicht identisch (falsch)

Konzentrisches und exzentrisches Arbeiten haben den gleichen Stellenwert

Bei einer vollständigen Wiederholung wechseln sich ständig eine konzentrische und eine exzentrische Phase ab. In der konzentrischen Phase muss der Muskel gegen die Schwerkraft arbeiten und einen Widerstand überwinden. In der exzentrischen Phase könnte der Trainierende einfach „locker lassen" und die Schwerkraft für sich arbeiten lassen. Hält der Sportler aber aktiv dagegen und bremst das fallende Gewicht, arbeitet er exzentrisch.

Dabei ist die exzentrische Phase sogar diejenige, bei der der Muskel die höheren Spannungsreize aufweist und damit mindestens genauso relevant für den Trainingseffekt ist.

Keine vollständige Gelenkstreckung (178°), Ausnahmen möglich

Der Trainierende sollte in der Regel eine geringfügige „Restbeugung" im Gelenk aufrechterhalten. Dadurch ist gewährleistet, dass es zum einen nicht zu einer Überstreckung im Gelenk kommt und zum anderen, dass das Gelenk noch muskulär gesichert ist. Bei einer vollständigen Gelenkstreckung von 180° werden die entstehenden Kräfte verstärkt auf die passiven Strukturen abgegeben.

Vom Gerätetraining im Laufe der Zeit zum Freihanteltraining wechseln

Gerätetraining ist sicherlich gut geeignet, um eine gewisse Grundkraft aufzubauen und für den Anfänger vielleicht zunächst die erste Wahl. Die koordinativen Anforderungen sind allerdings recht gering und es können durch die starre Führung des Gerätes verhältnismäßig hohe Gewichte bewegt werden, ohne die kleinen stabilisierenden Muskeln verstärkt einsetzen zu müssen. Kommt „Oma Hansen" nach 20 Jahren ohne sportliche Aktivität ins Studio, stellt die Beinpresse zunächst sicher ein mögliches Trainingsgerät dar. Nach einigen Monaten sollte allerdings ein Wechsel an die Multipresse erfolgen, um im Stand Kniebeugen auszuführen. Letztlich sollte auch eine „Oma Hansen" eine freie Kniebeuge mit Lang- oder Kurzhanteln durchführen, um die erarbeitete Kraft in

2

eine natürliche Alltagsbewegung übertragen zu können, was z. B. durch die Beinpresse nur sehr bedingt möglich ist.

Unterscheide Kreis- und Stationstraining

Stationstraining bedeutet, dass der Trainierende mehrere Sätze einer Übung direkt hintereinander macht, um anschließend zu einer anderen Übung zu wechseln. Beim *Kreistraining (Circletraining)* wird nur ein Satz pro Übung gemacht, bevor zur nächsten Übung gewechselt wird. Kreistraining ist eher für einen Trainingsanfänger geeignet, da der gerade trainierte Muskel eine lange Pause hat, bevor er im zweiten Satz wieder angesprochen wird. Wenn Übungen aneinandergereiht werden, die jeweils andere Muskeln ansprechen, kann beim Kreistraining auch weitgehend auf Pausen verzichtet werden und nur ein reiner Gerätewechsel erfolgen. Stellt ein Trainierender dem Trainer nur sehr wenig Trainingszeit zur Verfügung, stellt das Kreistraining also auch eine zeitsparende Trainingsmethode dar, die allerdings nicht so große Leistungsfortschritte erwarten lässt wie das Stationstraining. Mehrere Sätze in Folge führen zu einer höheren biochemischen Belastung des Muskels und damit zu größeren Anpassungserscheinungen.

Aussage zur Pausengestaltung machen

In fast allen Trainingsplänen findet man Aussagen über das Gewicht, die Wiederholungszahl und die Übung. Klare Aussagen über die Pausen zwischen den Übungen und/oder den Sätzen finden sich hingegen eher selten. Aber auch hier sollte einleuchten, dass es sicherlich ein Unterschied ist, ob zwischen den Sätzen 30 s oder 5 min Pause gemacht wird. Nach dem Satz ist der Muskel biochemisch „angeschlagen" und muss sich in der Pause bis zum nächsten Satz wieder erholen. Je länger diese Erholung dauert, desto mehr hat der Muskel seine Energiespeicher (Benzintanks) wieder aufgefüllt. Somit hat ein Trainingsgewicht nach 30 s Pause einen viel höheren Anspruch an den Trainierenden als das gleiche Gewicht nach 2 min Pause. Es sollte sicherlich nicht der Lust und Laune des Trainierenden überlassen bleiben, wie lange er seine Pausen gestaltet.

Trainingsplandauer maximal 10 Wochen

Der Körper passt sich gerade bei Trainingsanfängern den Herausforderungen des Trainings recht schnell an. Der auf der Basis des Ist-Zustands erstellte Trainingsplan sollte regelmäßig dem neuen Leistungsniveau angepasst werden. Je höher der Leistungsstand ist, desto kürzer sollten die (Meso-)Zyklen gestaltet werden. In der Trainingspraxis zeigt sich leider, dass Neumitglieder zwar ihren Einstiegsplan bekommen, dieser allerdings oft über viele Monate unverändert abgearbeitet wird. Die anfangs noch bestehenden überschwelligen Reize sind aber schon nach wenigen Wochen nicht mehr wirksam (unterschwellig).

Im neuen Trainingsplan andere Zielsetzungen

Der Kunde im Studio benennt meist ein bestimmtes Ziel (Gewichtsreduktion, Muskelzuwachs, Muskelstraffung ...), welches er durch das Training erreichen möchte. Dieses „Hauptziel" sollte der Trainer sicherlich auch im Hinterkopf behalten, aber auch die anderen möglichen Trainingsziele immer wieder in die Gesamttrainingsgestaltung mit integrieren. So ist z. B. ein Muskelaufbau langfristig nur möglich, wenn auch die Kraftausdauer und Ausdauer geschult wird. Von 10 Trainingsplänen in Folge sind also sicher fünf oder sechs direkt mit dem Thema Muskelaufbau als Hauptziel gestaltet, aber die anderen auch mit den Themen links und rechts davon.

Propriozeptives Training bedenken (Tiefensensibilität)

Das „Wackeltraining" findet immer mehr Einzug in die Studios. Wichtig ist nur, auch in diesem Bereich gezielt zu arbeiten und nicht zu wackeln des „Wackelns" wegen. Auch bei dieser Trainingsform müssen natürlich überschwellige Reize gesetzt werden und es muss für die richtige Körperregion geübt werden. Jemanden auf ein Aerostep® zu stellen, um die Tiefensensibilität der

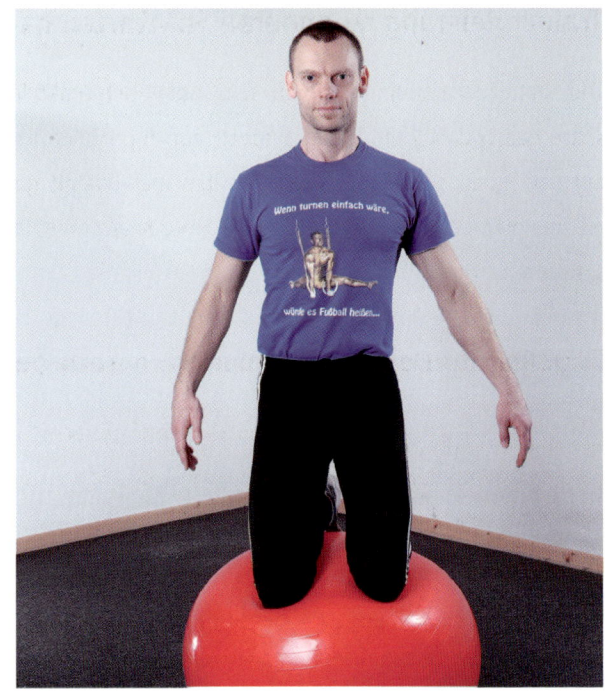

Abb. 33: Kniestand auf dem Pezziball

Lendenwirbelsäule zu trainieren, wird kaum einen Effekt in der gewünschten Körperregion haben.

ADL (activities of daily life) berücksichtigen

Die meisten Kunden trainieren in einem Fitnessstudio, um dadurch ihren Beruf und Alltag besser bewältigen zu können. Aufgabe des Trainers ist es also, zu erfragen, welche Alltagshandlungen schwerfallen, um gezielt dafür zu trainieren. Schildert ein Kunde, dass er viel und gerne im Garten arbeitet und dabei oft in der tiefen Hocke sitzt, sollte die Arbeit an der Beinpresse oder bei einer Kniebeuge sicher nicht bei einem Kniewinkel von 100° enden, da so kein ADL-Bezug gegeben wäre.

Transferleistung zu anderen Sportarten herstellen

Trainiert ein Kunde im Studio, betreibt aber auch zusätzlich noch einen anderen Sport, sollte das Training möglichst sinnvoll auf diesen Sport vorbereiten. Führt ein Judoka ein Latzug am tiefen Block aus, ist ihm mehr damit geholfen, wenn er vergleichbar wie bei einem Gegner eng oder sogar über Kreuz greift, um das Erfassen im Kampf zu simulieren.

Regelmäßig Belastungsempfinden abfragen

Am Tag der Trainingsplanerstellung wird der Trainer sicher mit dem Kunden über sein Empfinden im Bezug auf die Übungen und den Anstrengungsgrad sprechen. Der menschliche Körper tickt allerdings nicht jeden Tag gleich, sodass im Einzelfall der bestehende Trainingsplan durch den aufmerksamen Trainer angepasst werden sollte, indem Gewichte oder Übungen verändert werden. Das setzt voraus, dass sich ein Trainer auf der Fläche befindet, der sich um die Trainierenden kümmert und erkannte Über- oder Unterforderungen anpasst.

Eigenverantwortung fördern

Der Trainierende muss erkennen, dass der qualifizierte Trainer zwar die Anleitungen und Tipps für das Training liefern kann, die Durchführung aber immer bei ihm selbst bleiben wird. Sport muss dabei auch Sport bleiben und nicht zu Wellness verkommen. Regelmäßigkeit und ein gewisser Quälfaktor (Reizsetzung) sind unbedingt erforderlich, um gesteckte Ziele erreichen zu können. Verantwortlich für das Wohlbefinden des Einzelnen ist der Einzelne selbst.

2.2 Testecke

In einem guten Fitnesscenter sollte es eine Testecke oder einen Testraum geben. Hier kann das Neumitglied diversen Testverfahren unterzogen werden, um im Anschluss einen individuellen Trainingsplan erstellt zu bekommen oder damit bei Wiederholungstests (Re-Test) die Leistungsentwicklung ermittelt werden kann. Neben dem obligatorischen Schreibtisch, zwei bequemen Stühlen und einem Computer mit entsprechender Software sollten verschiedene Gerätschaften bzw. Hilfsmittel vorhanden sein, um den Ist-Zustand des Probanden zu ermitteln. Ein Blutdruckmessgerät, eine Körperfettmesswaage, ein Gerät zur Messung des Lungenvolumens (Pulmo-Tester), eine höhenverstellbare Liege, ein Maßband, diverse Schaubilder oder 3-D-Modelle und ein Testfahrradergometer könnten die Ausstattung komplettieren.

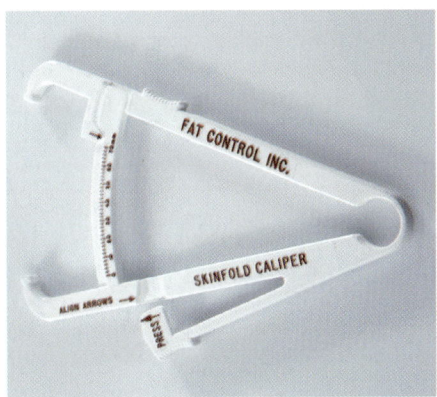

Abb. 34: Kaliper Fettmesszange

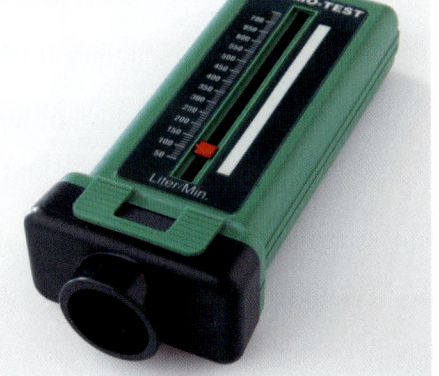

Abb. 35: Pulmo Tester

2.3   Krafttrainingsmaschinen

Die klassische Krafttrainingmaschine hat einen Gewichtsturm mit einem Stecker zur Auswahl des Trainingsgewichts. Das in den Platten befindliche Schwert weist eine bestimmte Menge an Löchern auf, die die Anzahl der möglichen Platten vorgibt. Um einerseits auf ein hohes Endgewicht zu kommen und andererseits kleine Gewichtsabstufungen zu haben, bieten viele Gerätehersteller kleine Schieber an, die jeweils die Zwischenabstufungen einstellbar machen. So kann z. B. an einer Beinpresse die mit 10-kg-Platten ausgestattet ist, durch Betätigung des Schiebers nicht nur 40 oder 50 kg gesteckt werden, sondern auch 45 kg.

Die Trainer sollten die Maschinen regelmäßig an den Führungsstangen ölen, teilweise auch einfetten, und sie auf ihren ruhigen Lauf und gelockerte Schrauben überprüfen. Die Polster sollten aus hygienischen Gründen täglich feucht abgewischt werden. Da der Schweiß der Trainierenden recht aggressiv auf das Kunstleder wirkt, ist anzuraten, nur mit untergelegtem Handtuch trainieren zu lassen. Studiobetreiber sollten in ihrer

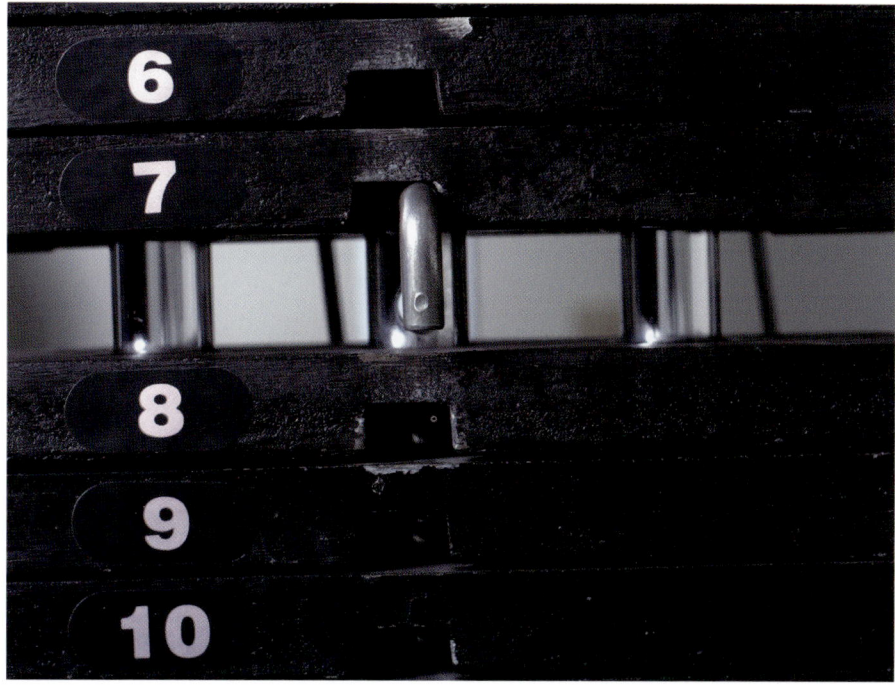

Abb. 36: Krafttrainingsmaschine

2

Finanzplanung einkalkulieren, dass die Polster der Maschinen nach einigen Jahren verschlissen sind und neu bezogen werden müssen. Weisen die Krafttrainingsmaschinen viele Verstellmöglichkeiten auf, ist es zwar schwieriger, diese Einstellungen dem Trainierenden zu erklären, aber es kann deutlich mehr auf die Bedürfnisse des Einzelnen eingegangen werden und es kann in einer korrekten biomechanischen Position trainiert werden. Da die koordinativen Anforderungen und der Alltagsbezug, wie bereits unter dem Punkt „Grundsätze des Gerätetrainings" erwähnt, nur sehr bedingt gegeben sind, sollte der Maschinenpark nicht zu groß sein und nur eine gezielte Auswahl an Krafttrainingsmaschinen angeschafft werden. Dazu sollte in keinem Falle aus dem Katalog gekauft werden, sondern jedes Gerät durch einen erfahrenen Trainer selbst ausprobiert und kritisch begutachtet werden. Sie würden sich wahrscheinlich auch kein Auto kaufen, ohne vorher eine ausführliche Probefahrt zu machen. Eine Bizeps- oder Trizepsmaschine steht in keinem logischen Kosten-Nutzen-Verhältnis, da nur ein kleiner Muskel isoliert trainiert werden kann, was durch verschiedene variantenreiche Übungen im Kurz- und Langhantelbereich viel besser und deutlich kostengünstiger dargestellt werden kann. Das häufig angeführte Argument, dass der Kunde aber nach solchen Maschinen verlangt, kann durch den gut geschulten Trainer mit einer klaren Argumentationskette schnell entkräftet werden.

2.4 „Problem" Beinpresse

Die Beinpresse ist eins der Standardgeräte in fast jedem Studio. Da es gerade an diesem Gerät viele verschiedene Lehrmeinungen gibt, soll das Folgende dazu beitragen, die Beinpresse etwas näher zu beleuchten. Es gibt Beinpressen (Funktionsstemmen), bei denen der Körper „fest" ist und die Platte weggeschoben wird. So eine Beinpresse dreht also den Punkt, der sich bewegt *(Punctum fixum)* und den Punkt, der fest ist *(Punctum mobile)*, um. Vergleichbar dem Latzug im Verhältnis zum Klimmzug. Da wir in der Regel nicht die Erde unter uns wegschieben, hat die Beinpresse mit fester Platte und beweglichem Schlitten, auf dem der Trainierende liegt, eine größere Anlehnung an den Alltag in Bezug auf die erforderliche Ansteuerung des Gehirns und die auf den Körper wirkenden Kräfte.

Nur liegend, nur sitzend oder doch verstellbar? Die liegende Beinpresse hat zweifelsohne eine höhere Stauchung der Wirbelsäule zur Folge, aber das ist vielleicht gerade die Information, die beabsichtigt ist. Eine Bandscheibe braucht diesen Druck, um sich Stauchbelastungen anzupassen, die Knochen (Wirbelkörper) brauchen diesen Druck, um die *Osteoblasten* (verantwortlich für den Knochenaufbau) zu aktivieren. Andererseits kann jemand mit einem akuten Rückenleiden oder schmerzhaftem Schultergürtel diesen Druck gerade gar nicht gut vertragen und wünscht sich lieber eine sitzende Beinpresse, um diese Schmerzen zu umgehen.

Es gibt also diverse Argumente für beide Varianten und so kann die verstellbare Beinpresse dem Bedürfnis des Einzelnen mehr gerecht werden, auch wenn der Trainierende wieder gefordert ist, die Beinpresse zunächst nach den Vorgaben seines Trainers richtig einzustellen.

Einbeinig oder beidbeinig? In den meisten Fällen wird an der Beinpresse beidbeinig trainiert. Dagegen ist auch sicher nichts einzuwenden, da viele Lasten im Alltag so angehoben werden. Ist die Kraft der Beine allerdings recht groß und der limitierende Faktor ist eher der schmerzhafte gestauchte Rücken, kann ein einbeiniges Arbeiten vielleicht des Rätsels Lösung sein. Mit der Hälfte an Gewicht wird der Rücken erheblich weniger gestaucht und bekommt dennoch einen Reiz und das trainierende Bein bekommt ebenfalls einen adäquaten Kraftreiz. Auch zum Auftrainieren nach Beinverletzungen

2

bietet sich oft ein einbeiniges Training an oder wenn die vorhandenen Gewichte nicht ausreichen und die Beinpresse „gesprengt" wird.

Wohin mit den Füßen an der Platte? Es gibt verschiedene Möglichkeiten, die Füße an der Platte zu positionieren. Stehen die Füße oben an der Platte, wird mehr die Gesäß- und die hintere Oberschenkelmuskulatur belastet. Werden die Füße an der Platte tiefer gestellt, verlagert sich die Belastung mehr auf die vordere Oberschenkelmuskulatur. Werden die Füße an der Platte sehr breit aufgestellt, kommt zusätzlich eine Belastung auf die innere Oberschenkelmuskulatur und bei eng zusammengestellten Füßen auf die äußere Oberschenkelmuskulatur. Eine Innen- oder Außenrotation der Füße würde zwar auch die beteiligten Muskelanteile verändern, ist aber nicht zu empfehlen, da es in diesen Fußpositionen zu ungünstigen Scherkräften im Knie kommt. Auch die Schienbeinmuskulatur kann an der Beinpresse sehr gut trainiert werden, wenn die Hacken an den obersten Rand der Platte gestellt werden und bei „steifem" Knie das obere Sprunggelenk gebeugt und gestreckt wird. Auf Grund der Variantenvielfalt der unterschiedlichen Fußstellungen sollte beim Kauf einer Beinpresse auf eine möglichst große Platte geachtet werden. Die Platte sollte auch einen verstellbaren Neigungswinkel haben, um gerade bei tiefen Fußstellungen noch eine komplette Fußauflage zu gewährleisten.

Die Frage nach dem richtigen Kniewinkel. Bei einem Kniewinkel von 90° entstehen hinter der Kniescheibe die größten Druckwerte (Patellaanpressdruck). In der Trainingspraxis vermitteln viele Trainer den 90°-Kniewinkel als Startposition. Der Anpressdruck nimmt allerdings bei einem kleineren Kniewinkel unter 90° wieder ab und nicht noch weiter zu. Außerdem kann bei einem sehr kleinen Kniewinkel auf Grund der ungünstigeren Hebel auch nur mit relativ wenig Gewicht trainiert werden. Kann also bei einem Kniewinkel von 110° ein Gewicht von 150 kg bewältigt werden, so wird dieses Gewicht bei einem Kniewinkel von 60° sich sicher deutlich auf weniger als 100 kg reduzieren. Entsprechend kann von einer Überlastung des Knies nicht die Rede sein. Empfehlenswert wäre also eine Startposition entweder über oder unter 90°-Kniewinkel mit einer entsprechenden Gewichtszuweisung. Den Umkehrpunkt zwischen der konzentrischen und der exzentrischen Phase nun gerade bei 90°-Kniewinkel und damit den höchsten Druckwerten zu wählen, ist sicher kritisch zu hinterfragen.

Beinpresse vs. Kniebeuge. Eine Kraftentwicklung im Sitzen oder Liegen hat sicher keinen so starken Alltagsbezug wie im Stehen. Die koordinativen Anforderungen an den Trainierenden sind an der Beinpresse recht gering und die auftrainierte Kraft kann nicht unmittelbar in Alltagsbelastungen umgesetzt werden. Nach Jahren der Inaktivität ist die Beinpresse sicherlich ein geeignetes Mittel, um die Muskulatur erst einmal wieder „in Form" zu bringen, sollte aber nach einigen Monaten durch Übungen wie Kniebeugen oder Ausfallschritte ersetzt werden.

Wie lang soll der Schlitten sein? Der Schlitten, auf dem der Trainierende liegt oder sitzt, muss bei einem „Standardtraining" nur so lang sein, dass eine Kniestreckung möglich ist. Plant der Trainer allerdings ein Schnellkrafttraining mit explosivem Abdruck von der Platte, verlassen die Füße die Platte, der Schlitten fährt deutlich weiter nach hinten und schlägt dann oft am Anschlag an. Da selbst innerhalb eines Rehabilitationstrainings teilweise schnellkräftig gearbeitet werden sollte, wäre dies bei einem zu kurzen Schlitten entsprechend nicht möglich.

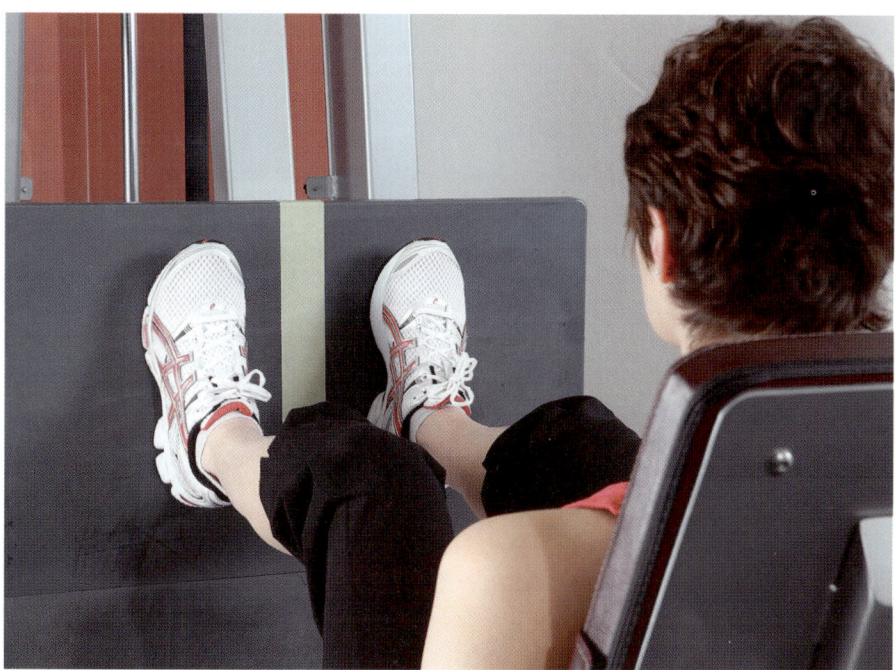

2

Abb. 37a: Füße hüftbreit mittig (keine Betonung Adduktoren/Abduktoren, gleichmäßige Betonung Knie- & Hüftstreckmuskulatur)

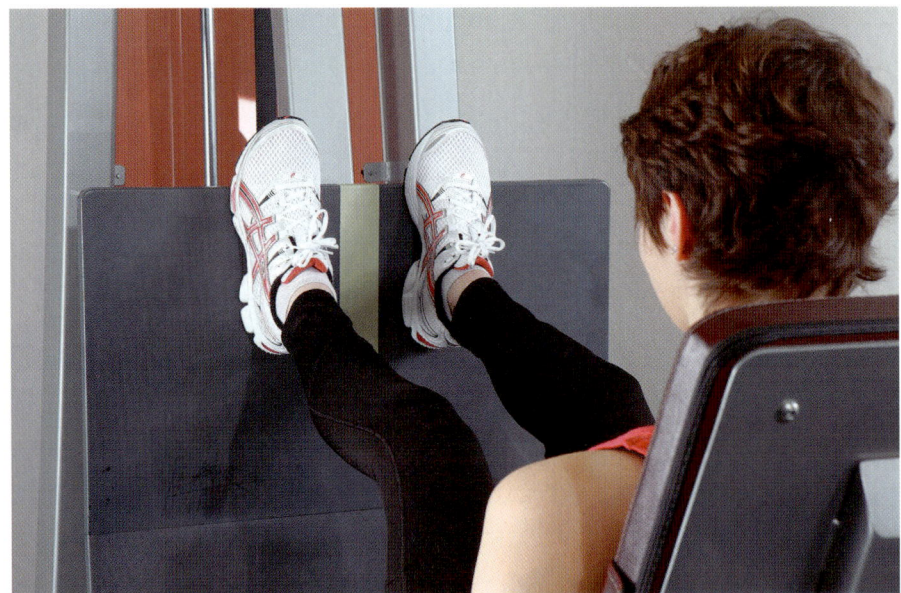

Abb. 37b: Füße hüftbreit hoch (keine Betonung Adduktoren/Abduktoren, etwas mehr Betonung Hüft-streckmuskulatur)

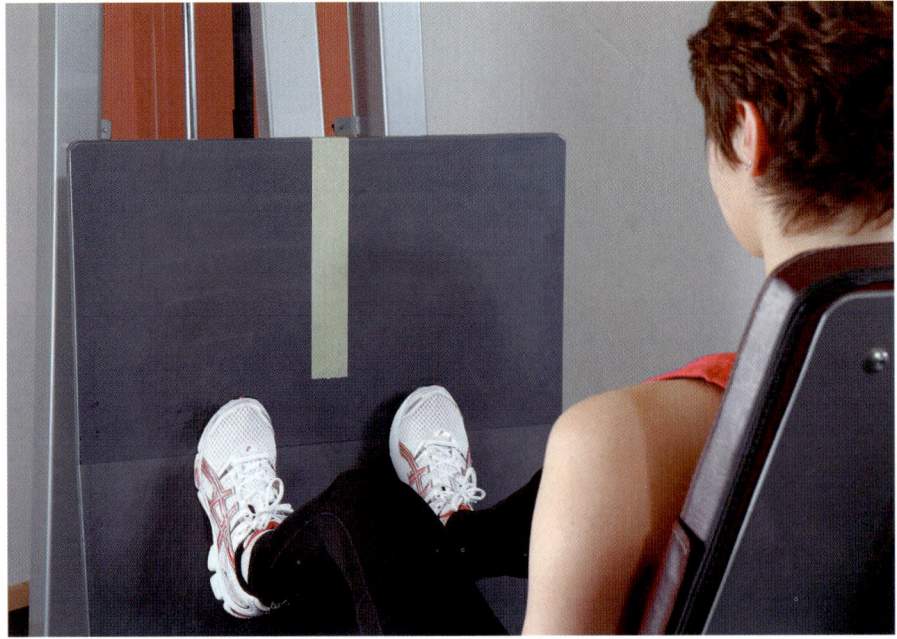

Abb. 37c: Füße hüftbreit tief (keine Betonung Adduktoren/Abduktoren, etwas mehr Betonung Knie-streckmuskulatur)

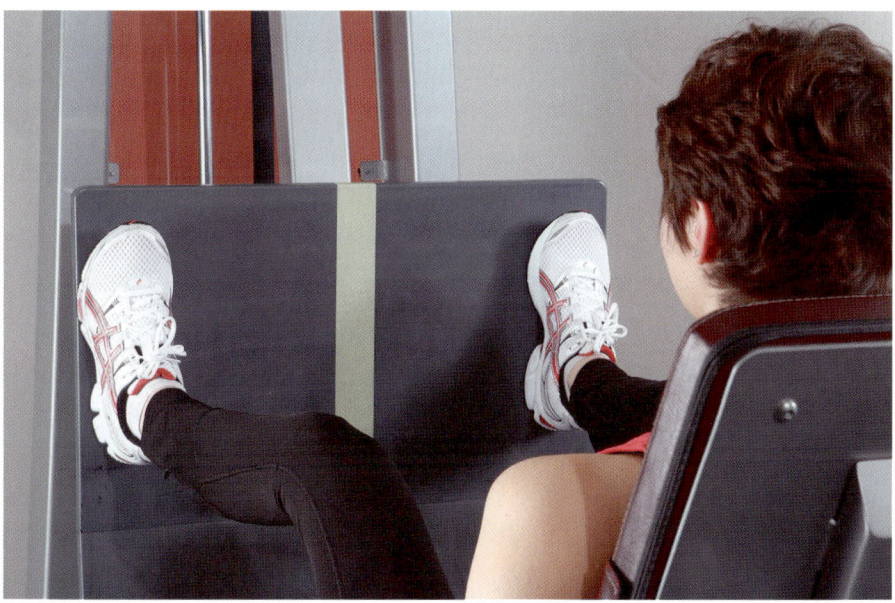

Abb. 37d: Füße breit (mehr Betonung Adduktoren, gleichmäßige Betonung Knie- & Hüftstreckmuskulatur)

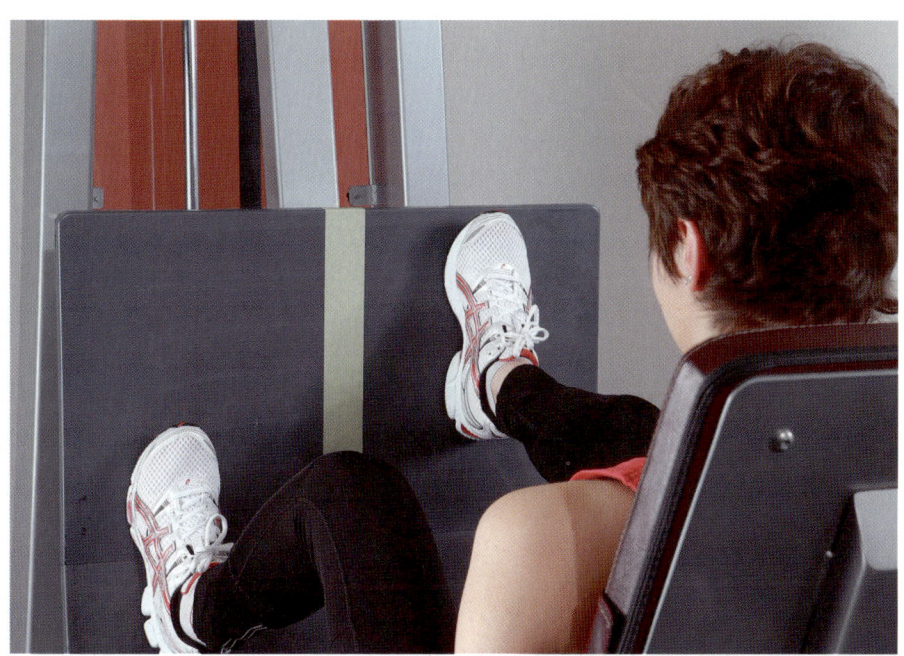

Abb. 37e: Füße versetzt (linkes Bein etwas mehr Betonung Kniestreckmuskulatur, rechtes Bein etwas mehr Betonung Hüftstreckmuskulatur)

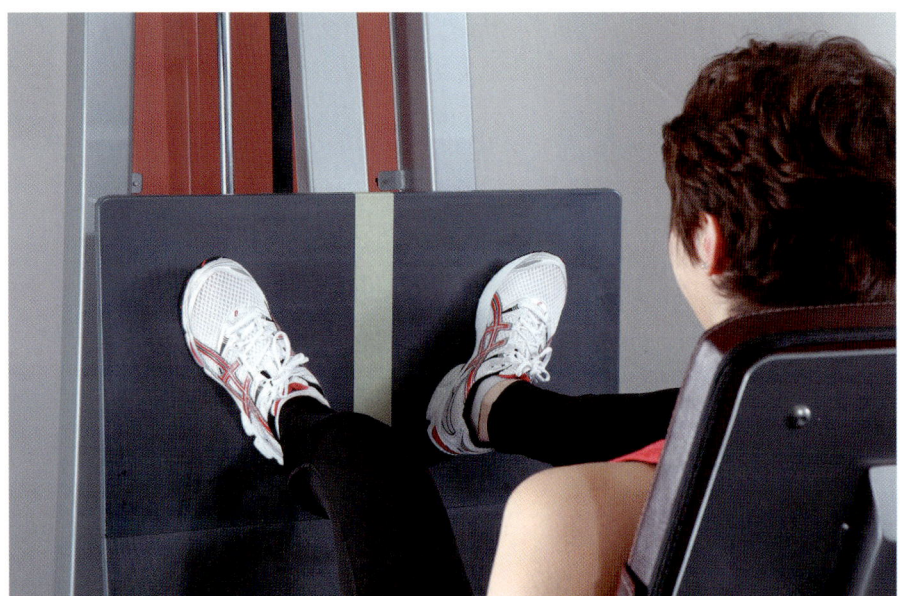

Abb. 37f: Füße außenrotiert (nicht empfehlenswert, da hohe Belastung auf dem Innenmeniskus)

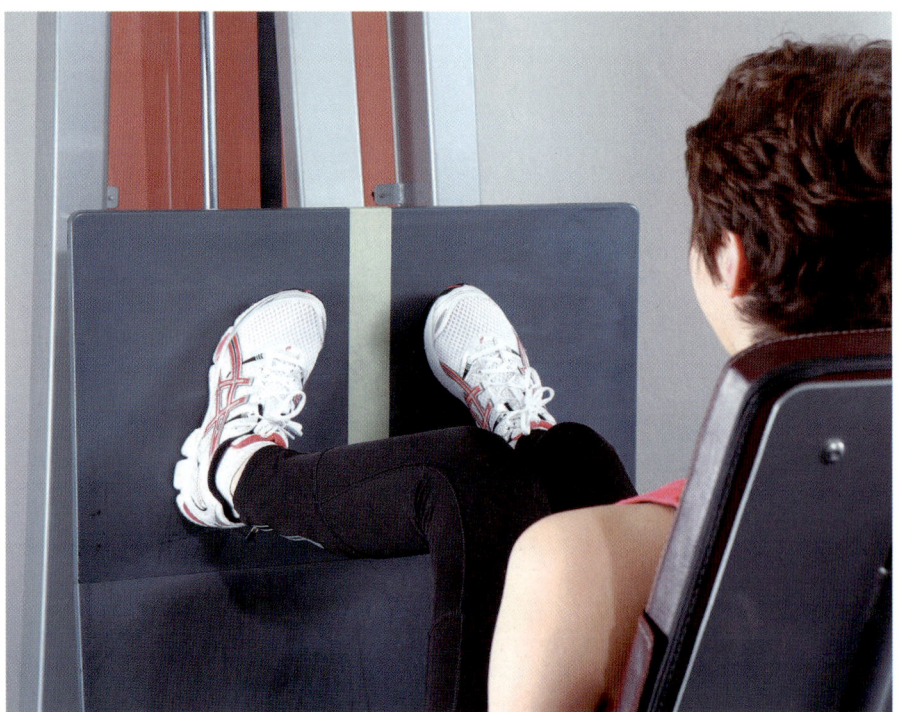

Abb. 37g: Füße innenrotiert (nicht empfehlenswert, da sehr hohe Belastung auf dem Außenmeniskus)

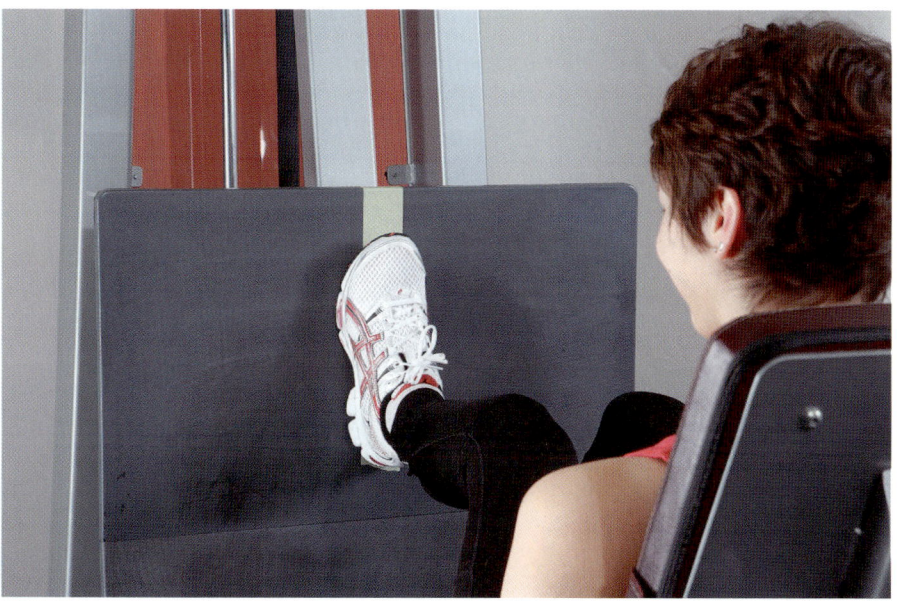

Abb. 37h: Einbeinig mittig (funktionelle Betonung Abduktion, Einbeinstand)

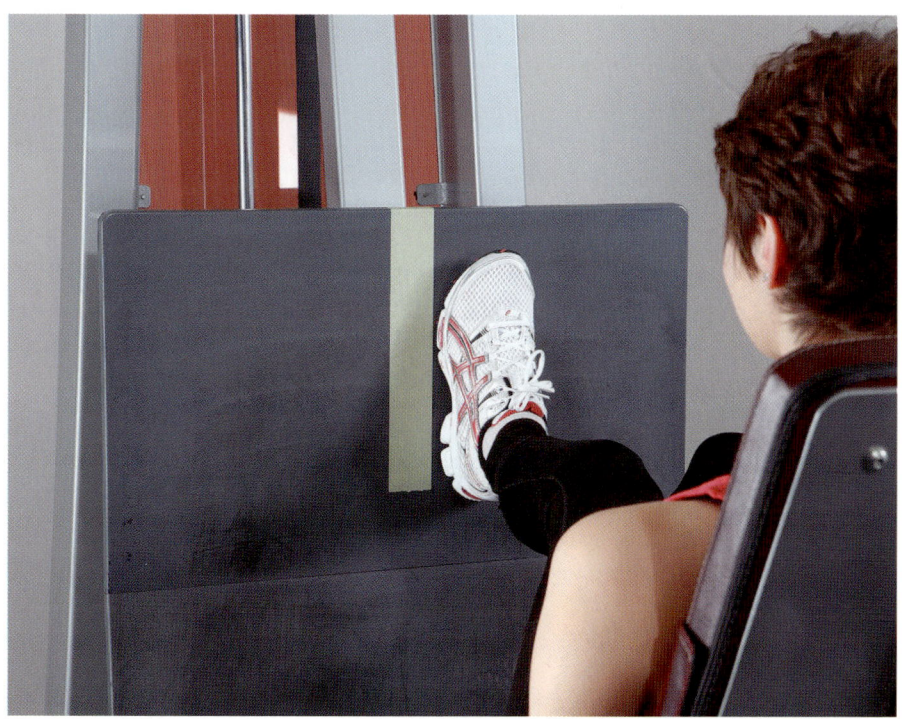

Abb. 37i: Einbeinig über mittig (verstärkte funktionelle Betonung Abduktion, Einbeinstand)

2

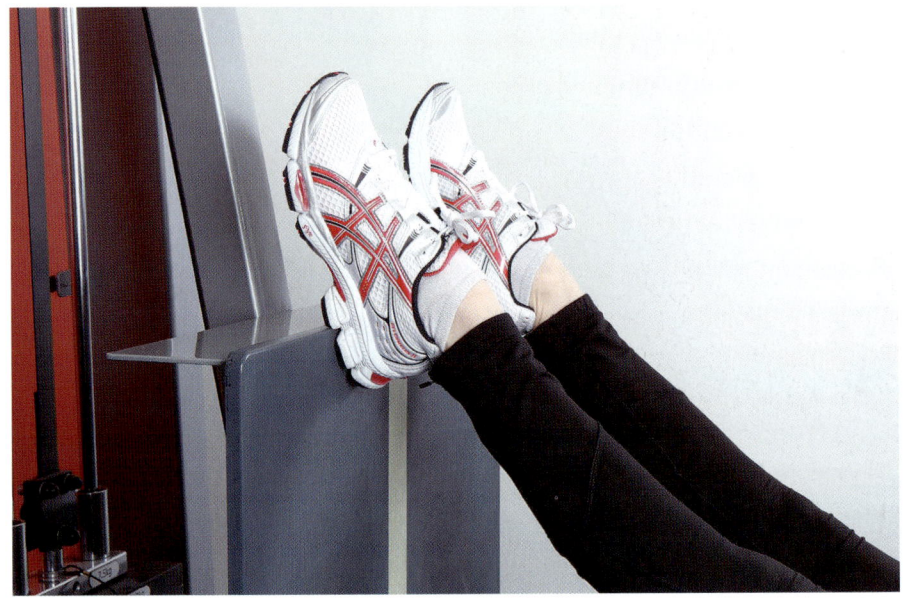

Abb. 37j: Schienbeintraining Startposition

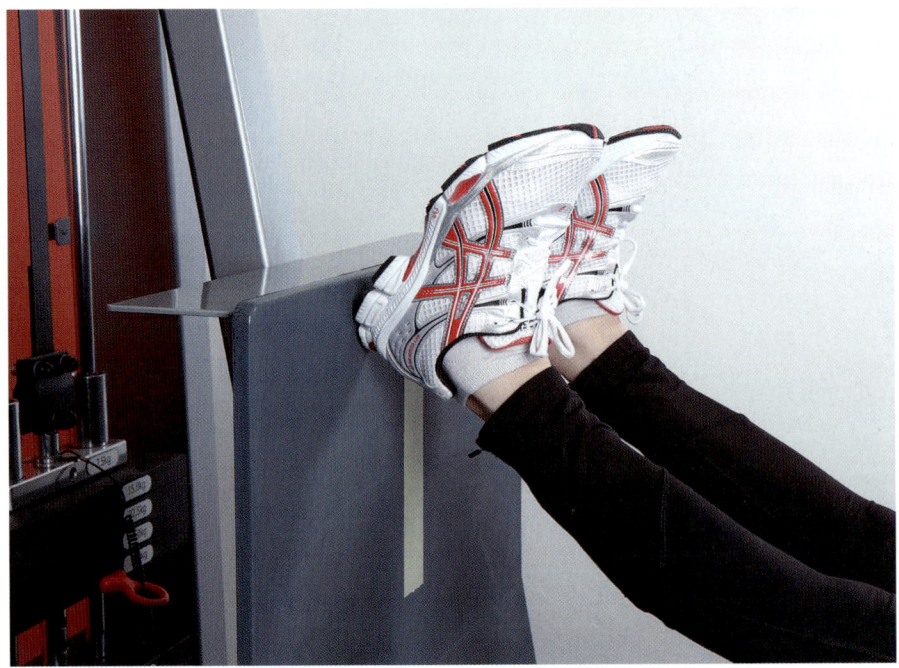

Abb. 37k: Schienbeintraining Endposition

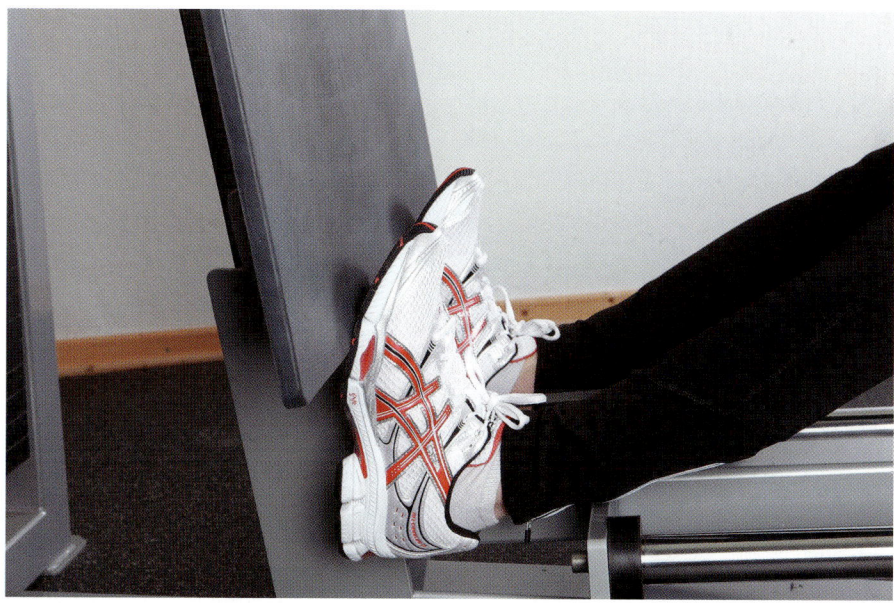

Abb. 37l: Wadentraining Startposition (gestrecktes Knie m. gastrocnemius, gebeugtes Knie m. soleus)

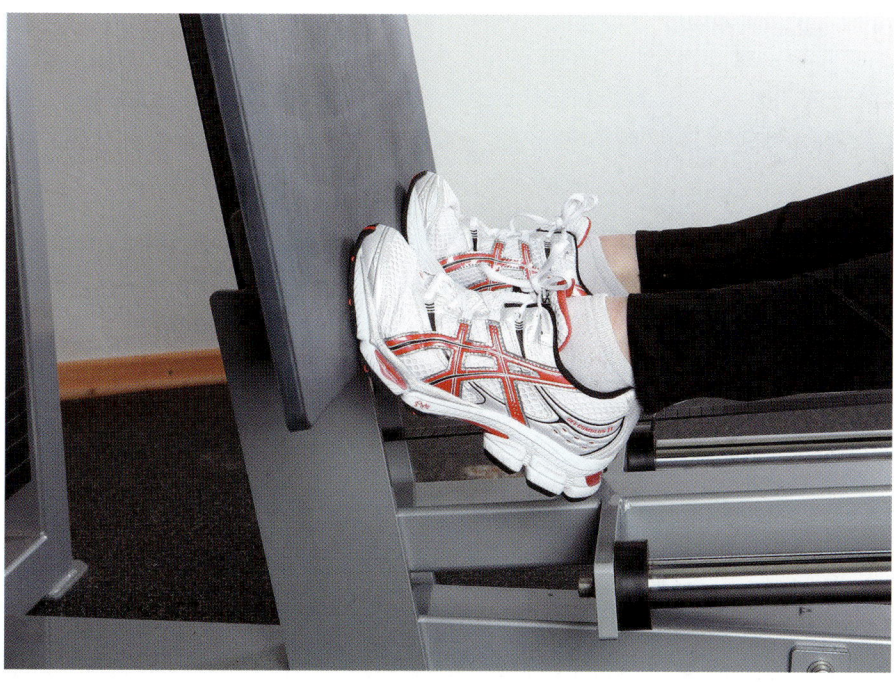

Abb. 37m: Wadentraining Endposition (gestrecktes Knie m. gastrocnemius, gebeugtes Knie m. soleus)

2.5   Kabelzüge

Kabelzüge sind nicht klar den Krafttrainingsmaschinen, aber auch nicht klar dem Freihantelbereich zuzuordnen. Sie weisen eine geringe Führung der Bewegung auf und haben damit einen höheren koordinativen Anspruch an den Trainierenden. Einige Gerätehersteller produzieren inzwischen schon fast alle ihre Krafttrainingsmaschinen nicht mehr mit starren Griffen und festen Führungen, sondern mit Griffen, die an Kabelzügen befestigt sind. Der klassische Kabelzug sollte in keinem Studio fehlen und zwei höhenverstellbare Griffe haben. Die Anzahl der beweglichen Rollen entscheidet nach dem Flaschenzugprinzip, wie viel Gewicht letztlich bewältigt werden muss. Durch eine zweifache, dreifache oder sogar vierfache Umlenkung können die Gewichte sehr klein dosiert werden und es können auch schnellkräftige Bewegungen durchgeführt werden, ohne dass das Gewicht „zurückschlägt".

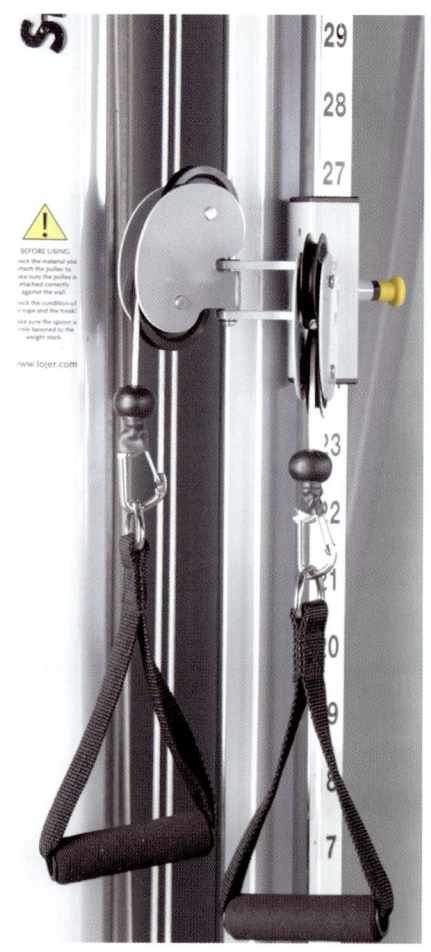

Abb. 38: Kabelzug höhenverstellbar

2.6   Freihantelbereich

Jedes Studio sollte einen gut ausgestatteten Freihantelbereich besitzen. Das Vorurteil, dass nur im Bodybuilding mit Freihanteln trainiert wird, ist absolut nicht haltbar. Nur durch Freihanteln können alltags- und berufsbedingte Bewegungsmuster trainiert werden, da hier die kleinen stabilisierenden Muskeln zur Fixierung des Gelenks angesprochen werden. Mit relativ geringen Anschaffungskosten kann eine große Vielzahl von Übungen durchgeführt werden. Natürlich bedarf es einer intensiveren Einweisung und anschließenden Kontrolle des Trainierenden. Empfehlenswert sind Kurzhantelpaare von 1-10 kg in 1-kg-Schritten und über 10 kg in 2,5-kg-Schritten, bis je nach Studioklientel, auf ca. 30 kg. Die Kurzhanteln sollten fest verschraubt sein und regelmäßig durch das Studiopersonal überprüft werden. Stabile (Klapp-)Bänke, diverse Langhanteln mit ausreichend Gewichtsscheiben und ein Kniebeugenständer würden den Freihantelbereich sinnvoll komplettieren. Der Bodenbelag im Freihantelbereich sollte aus unempfindlichem, lärmreduzierendem Material bestehen.

2.7 „Kleinkrambereich"

Durch die Anschaffung diverser Kleingeräte kann und sollte die Übungsvielfalt für kleines Geld erheblich gesteigert werden. Gerade innerhalb eines Therapieverlaufs und zur Erfüllung sportartspezifischer Wünsche sind diese Kleingeräte nicht wegzudenken. Im folgenden Bild sind nur einige Beispiele der möglichen Vielfalt in diesem Bereich aufgezeigt. Der fachkundige Trainer muss entscheiden, welches dieser Kleingeräte den Trainingsplan des Kunden sinnvoll und zielgerichtet ergänzen kann.

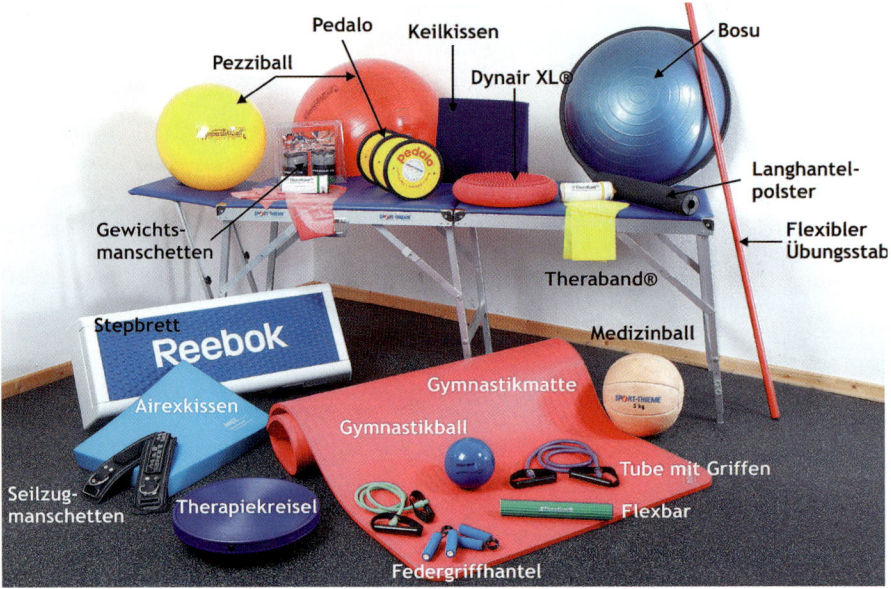

Abb. 39: Kleinkrambereich

2.8 Cardiogeräte

In vielen Studios fristet der Cardio-(Herz-Kreislauf-)Bereich nur ein stiefmütterliches Dasein. Das 10-minütige Aufwärmen wird mit einem Herz-Kreislauf-Training gleichgesetzt
und es steht nur eine sehr begrenzte Anzahl von Geräten zur Verfügung. Empfehlenswert ist es, dem Cardiobereich einen mindestens ebenso hohen Stellenwert wie dem
Krafttrainingsbereich einzuräumen und entsprechend eine großzügige Geräteauswahl
anzubieten. Die Anzahl der Krafttrainingsmaschinen und die Anzahl der Cardiogeräte
sollten in etwa gleich groß sein.

Die erforderliche Pulssteuerung sollte über Pulsgurte erfolgen. Die oftmals angebote-
nen Griffschalen am Gerät zeigen den Puls erheblich zeitverzögert, etwas ungenauer
und nur bei Kontakt mit der Griffschale an. Der vom Hersteller angegebene Mindest-
abstand zwischen den Geräten muss gewährleistet sein, damit sich die uncodierten
Sender nicht gegenseitig stören. Der Fußboden im Cardiobereich muss abwaschbar
und nicht statisch aufladbar sein. Natürlich muss es zur Reinigung der Geräte nach dem
Training Sprüher mit Desinfektionsmittel und Papiertücher geben.

Das Gerät sollte über ein übersichtliches Display mit Mindestangaben wie Umdrehungen pro Minute (U/min oder auch RPM), mitlaufende Zeit, Pulsangabe und geleistete
Wattzahl (beim Laufband Geschwindigkeit) verfügen. Die von vielen Geräteherstellern
eingeführte Erhöhung von Stufen anstatt Wattzahlen lässt oftmals eine feine Abstu-
fung nicht oder nur schlechter zu. Zusätzliche Angaben auf dem Display sind teilweise
eher verwirrend für den Trainierenden und auch die Anzahl der Knöpfe wirkt manchmal
erschlagend.

In jedem Fall sollten die Cardiogeräte in regelmäßigen Intervallen gewartet werden,
um ihre Lebensdauer zu erhöhen. Welche konkrete Geräteauswahl der Studiobetreiber
im Einzelnen trifft, hängt natürlich vom Klientel der Trainierenden, dem vorhandenen
Platz und der Größe des Geldbeutels ab. Im Folgenden eine Aufzählung der üblichen
Cardiogeräte mit einigen Tipps und Anregungen.

2

Fahrradergometer

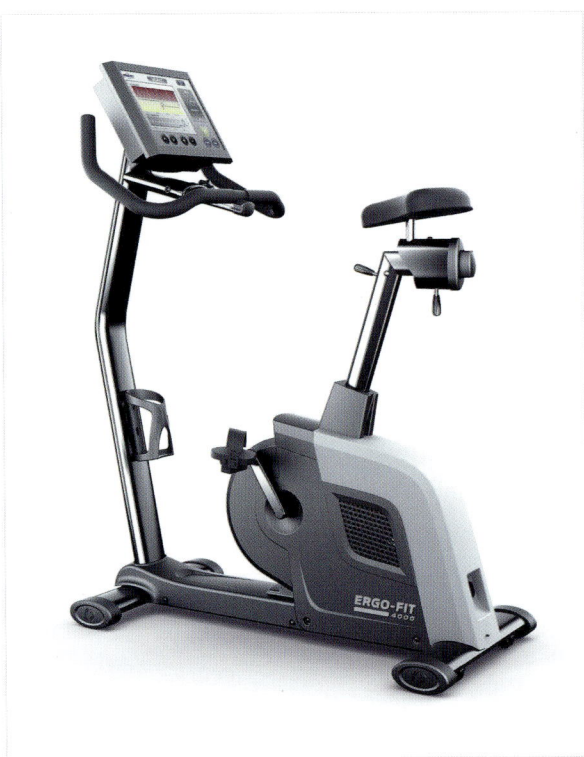

Abb. 40: Fahrradergometer

Der Klassiker unter den Cardiogeräten ist sicherlich das Fahrradergometer. Die Bewegung ist fast allen bekannt und es Bedarf kaum einer Einweisung. Zum richtigen Einstellen der Sattelhöhe kann zunächst als grobes Maß der Sattel auf Hüfthöhe eingestellt werden. Wenn der Trainierende dann sitzt, sollte er zur genaueren Einstellung die Hüfte nicht seitlich gekippt haben, die Hacke auf das Pedal am untersten Pedalpunkt stellen und in dieser Position noch einen minimalen Restbeugewinkel im Knie haben. Die Angaben des Geräteherstellers zur Höchsttragelast sollten den Trainern bekannt sein (oftmals 150 kg) und bei Schwergewichtigen beachtet werden. Eine Verstellmöglichkeit der Lenkerhöhe und ein Sattelvor- und -rückschub machen die individuelle Einstellung perfekt. Ablageflächen für Zeitschriften oder Bücher und eine Halterung für Trinkflaschen runden den Komfort ab. Je nach Mitgliederklientel sollte das Gerät mindestens 400 Watt an Tretwiderstand zulassen. Der Kalorienverbrauch ist im Verhältnis zu anderen Cardiogeräten eher gering.

Sitzfahrradergometer (Liegerad)

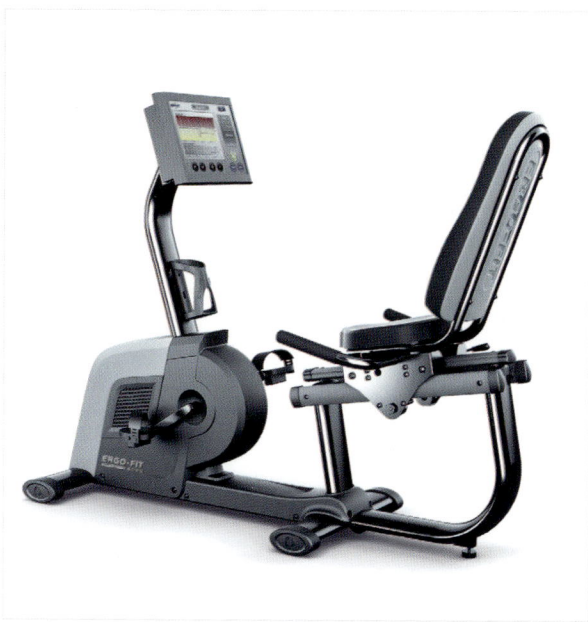

Abb. 41: Sitzfahrradergometer

Im Unterschied zum „normalen" Fahrradergometer kann sich der Trainierende hier an eine Rückenlehne anlehnen. Gerade für Übergewichtige und Mitglieder mit Rückenbeschwerden oft eine willkommene Alternative. Der Trainingspuls muss etwas niedriger als beim Fahrradergometer angesetzt werden. Der Kalorienverbrauch ist ebenfalls noch geringer als auf dem Fahrradergometer, da die Menge der eingesetzten aktiven Muskulatur durch das passive Anlehnen reduziert ist. In der Gerätepalette eines gesundheitsorientierten Studios sollte ein Sitzfahrradergometer nicht fehlen.

Stepper

Die Boomzeit der Stepper scheint vorbei zu sein. Das permanente Simulieren des Treppensteigens erfreute sich viele Jahre großer Beliebtheit bei den Mitgliedern. Die Kunst besteht darin, oben auf den Pedalen zu bleiben und nicht herunterzufallen. Erfolgt das Arbeiten ohne Festhalten am Gerät, wird auch das Gleichgewicht geschult. Stellt man die Füße nur zur Hälfte auf die Pedale, wird die Wadenmuskulatur wesentlich mehr beansprucht. Der Kalorienverbrauch und auch der Trainingspuls sind höher als auf den Fahrradergometern. Einstellmöglichkeiten sind weitgehend nicht vorhanden.

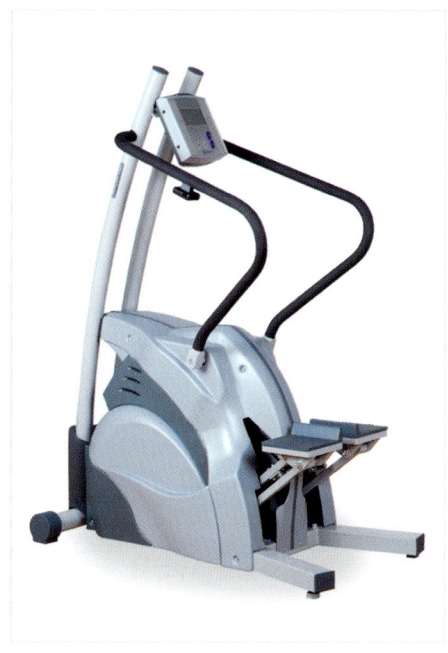

Abb. 42: Stepper

Crosstrainer

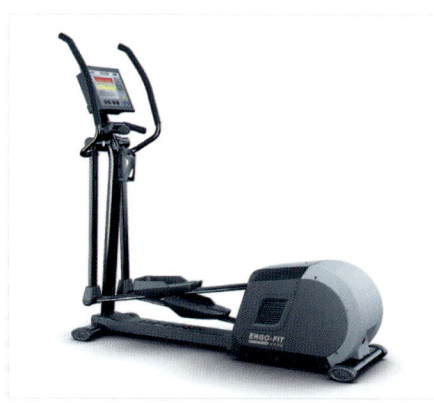

Abb. 43: Crosstrainer

Die Stepper wurden in ihrer Beliebtheit von den Crosstrainern abgelöst und sollten im Gerätepark sicher nicht fehlen. Eine ellipsenförmige Bewegung mit oder ohne Zuhilfenahme der Arme bringt den Puls mächtig in Schwung. Je nach Gerätetyp kann die Schrittlänge verändert werden und den individuellen Wünschen des Trainierenden angepasst werden. Wird eine verstärkte Wirkung auf den Oberkörper gewünscht, kann mit deutlich mehr Armaktivität gearbeitet werden. Auch das „Rückwärtslaufen" kann als Alternative angeboten werden und ist sicherlich nicht unphysiologisch. Im Gegensatz zu den bisher beschriebenen Geräten werden hier auch die oberen Extremitäten durchbewegt und dadurch besser erwärmt.

Ruderergometer

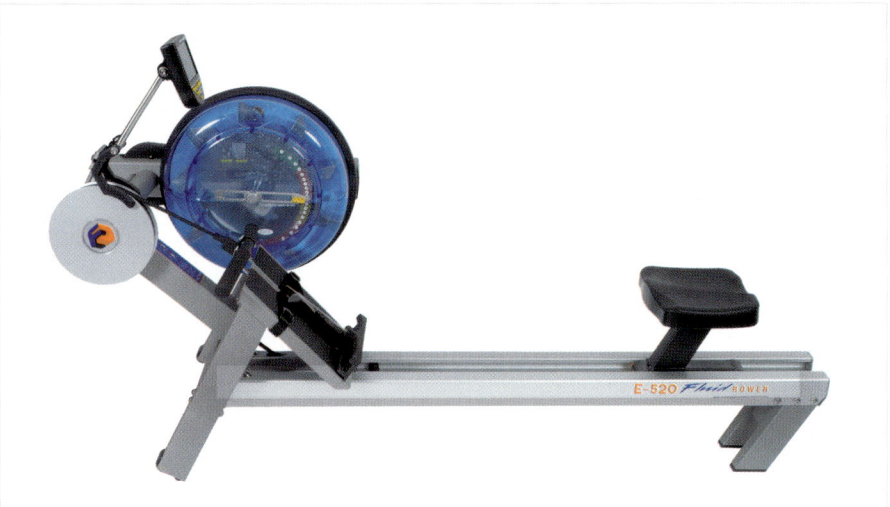

Abb. 44: Ruderergometer

Diese relativ günstigen Cardiotrainer machen zwar recht großen Lärm, erfreuen sich aber gerade als Ganzkörperaufwärmgerät großer Popularität. Auch der kleine Wettkampf gegen den Computer oder einen zweiten Ruderer wird häufig genutzt. Das Arbeiten am Ruderergometer setzt allerdings eine ausführliche Einweisung, gewisse koordinative Fähigkeiten und einen „gesunden" Trainierenden voraus. Der Trainingspuls ist deutlich höher als auf einem Fahrradergometer, da hier sehr viel Skelettmuskulatur gleichzeitig aktiviert wird. Entsprechend hoch ist der Kalorienverbrauch. Durch die gleichzeitige Bewegung der oberen und unteren Extremitäten und des gesamten Rumpfs erfreuen sich fast alle Großgelenke einer ausgiebigen Erwärmung.

Laufband

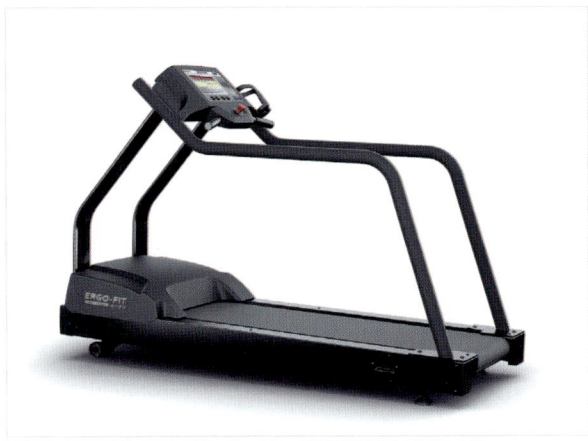

Abb. 45: Laufband

Die Anschaffung eines Laufbandes reißt tiefe Löcher in den Geldbeutel. Auch hier ist gerade bei höheren Laufgeschwindigkeiten ein sehr hoher Lärmpegel zu erwarten. Soll das Gerät eher zur Rehabilitation genutzt werden, entfällt dieser Nachteil. Bei professionellen Geräten kann die Steigung sowohl ins Positive (Bergauflaufen) als auch ins Negative (Bergablaufen) verändert werden. Je länger und breiter die Lauffläche ist, desto sicherer können auch schnelle Läufe oder intensive Intervalle bewältigt werden. Beim Aufstellen des Laufbandes muss unbedingt darauf geachtet werden, dass sich hinter dem Gerät eine „sichere" Zone ohne scharfe Kanten oder gar einem Pfeiler befindet. Zur Einweisung am Gerät sollte auch eine Laufstilanalyse gehören, damit der Trainierende sich nicht durch einen schlechten Laufstil langfristig zwar kardiologisch trainiert, aber orthopädisch schädigt.

Handkurbelergometer

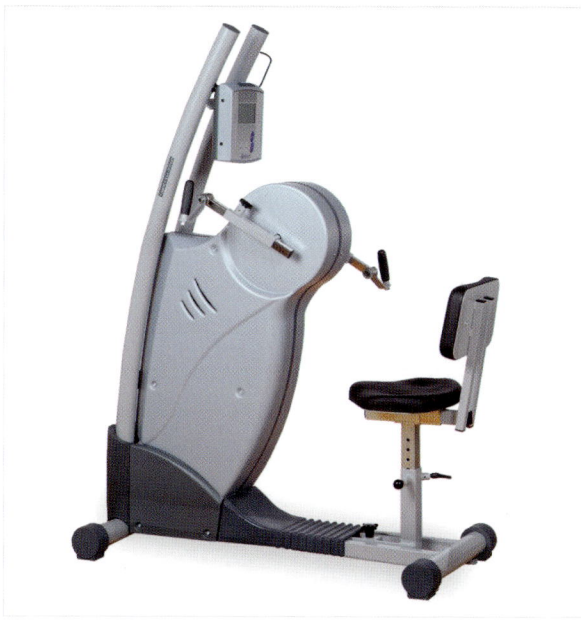

Abb. 46: Handkurbelergometer

Sie dürfen in keinem gesundheitsorientierten Fitnesscenter fehlen. Wie sonst sollte jemand ein Herz-Kreislauf-Training betreiben, der Knie- oder Hüftprobleme hat, im Rollstuhl sitzt oder ein Bein verloren hat? Wenn das Training „untenrum" nicht mehr oder im Moment nicht möglich ist, sollte eine Alternative für „obenrum" gegeben sein. Die Möglichkeit, den Sitz ganz wegzuklappen, ist ein Erfordernis für die Rollstuhlfahrer. Der Trainingspuls und auch der Kalorienverbrauch ist von allen aufgezählten Geräten am geringsten.

MODUL I

Modul I | Kapitel 3

DAS PROFESSIONELLE STUDIO/ DER PROFESSIONELLE TRAINER

Das professionelle Studio

Qualifizierte, freundliche Trainer, gute Trainingspläne und eine gute Studioausstattung sind wichtige Voraussetzungen für das Gelingen des Projekts Fitnessstudio, aber sie sind sicher nur ein Teil des Ganzen. Die Kundenzufriedenheit setzt sich aus deutlich mehr Bausteinen zusammen. Die folgende Aufzählung soll nicht erschlagend wirken, sondern die Komplexität eines „perfekten" Studios darstellen.

- Einwandfreie Hygiene
- Gute Beitragskalkulation
- Sinnvolle Öffnungszeiten mit guter Auslastung
- Kursangebote zu allen Tageszeiten
- Übersichtsplan des Personals mit Bild
- Qualifizierte Kinderbetreuung mit gut ausgestattetem „Spielbereich"
- Sauna, Ruheraum, Außenbereich, ...
- Getränkeservice im Saunabereich
- Für den Notfall Handtücher, Duschgel, ...
- Solarien
- Ausreichend große Umkleiden und Schränke
- Föhn, Spiegel, Ablageflächen im Umkleidebereich
- Regelmäßige Wartung/Sicherheitsüberprüfung der Geräte
- Gute Be- und Entlüftung
- Viel natürliches Licht

- Ausreichende Raumhöhe
- Reichlich Grünpflanzen
- Fernseher im Cardiobereich
- Bistro mit Getränken und Speisen
- Aufenthaltsraum für das Personal
- Ausreichend Parkplätze
- Gute Ausschilderung
- Außersportliche Aktivitäten für die Mitglieder (Fahrradtour, Fitnessolympiade, Frühstücksbrunch, Ausflüge, ...)
- Qualifiziertes Service- und Reinigungspersonal
- Korrekte Vertragsbedingungen
- Ständige Werbung
- Verkauf von Sportbekleidung
- Verkauf von Nahrungsergänzungspräparaten
- Angebote von Massage und Wellness
- Zusammenarbeit mit ortsansässigen Ärzten
- Regelmäßige Marktanalysen (Mitbewerber!)
- Rücklagen für Neuanschaffungen, Reparaturen, ...
- Beachte: Brandverhütungsvorschriften, Haftpflichtversicherung, Gema-Gebühren, Betriebsausfallversicherung
- Regelmäßige Mitgliederbefragungen über ihre Zufriedenheit
- Guter Internetauftritt
- Behindertengerechte Bauweise
- Erweiterungsmöglichkeiten gegeben?

Der professionelle Trainer

Lang ist die Aufzählung für das professionelle Studio im Absatz zuvor, aber einer der entscheidenden Faktoren für die Zufriedenheit des Trainierenden ist die persönliche Bindung zu den Trainern. Stets freundlich auf die individuellen Bedürfnisse des Kunden eingehend, ist es möglich, eine langfristige Kundenbindung zu erreichen und aufwendige und kostspielige Neukundenwerbung zu reduzieren. Neben der reinen Fachkompetenz ist also auch eine ausgeprägte Persönlichkeit (soziale Kompetenz) gefragt. Geschickte Rhetorik, gepaart mit dem Wissen um die aktuellen Trainingswünsche oder Beschwerdebilder des Kunden, lassen das Gefühl des „Gut-aufgehoben-Seins" wachsen. Ein regelmäßiger Austausch der Trainer untereinander in wöchentlichen Teamsitzungen führt dazu, dass alle die gleiche Sprache sprechen und erkannte Probleme im Studio oder mit bestimmten Kunden besprochen werden können.

Die Teilnahme an Fortbildungen, das Lesen von Fachliteratur, das regelmäßige eigene Training und der Besuch der jährlichen Fachmessen sollte für den professionellen Trainer Grundlage seiner Arbeit sein. Dabei ist es sehr wichtig, dem Kunden nicht nur seine persönlichen Lieblingsübungen aufzudrücken, sondern, unabhängig von seinen eigenen Neigungen, die für den Kunden sinnvollste Übung zu wählen. Ein lustloser Trainer, der „zufällig" immer nur die jungen, attraktiven Mädels betreut und dabei stets seine eigenen Fähigkeiten betont und die der Trainerkollegen in Frage stellt, sollte sein Verhalten dringend hinterfragen oder seinen Beruf wechseln.

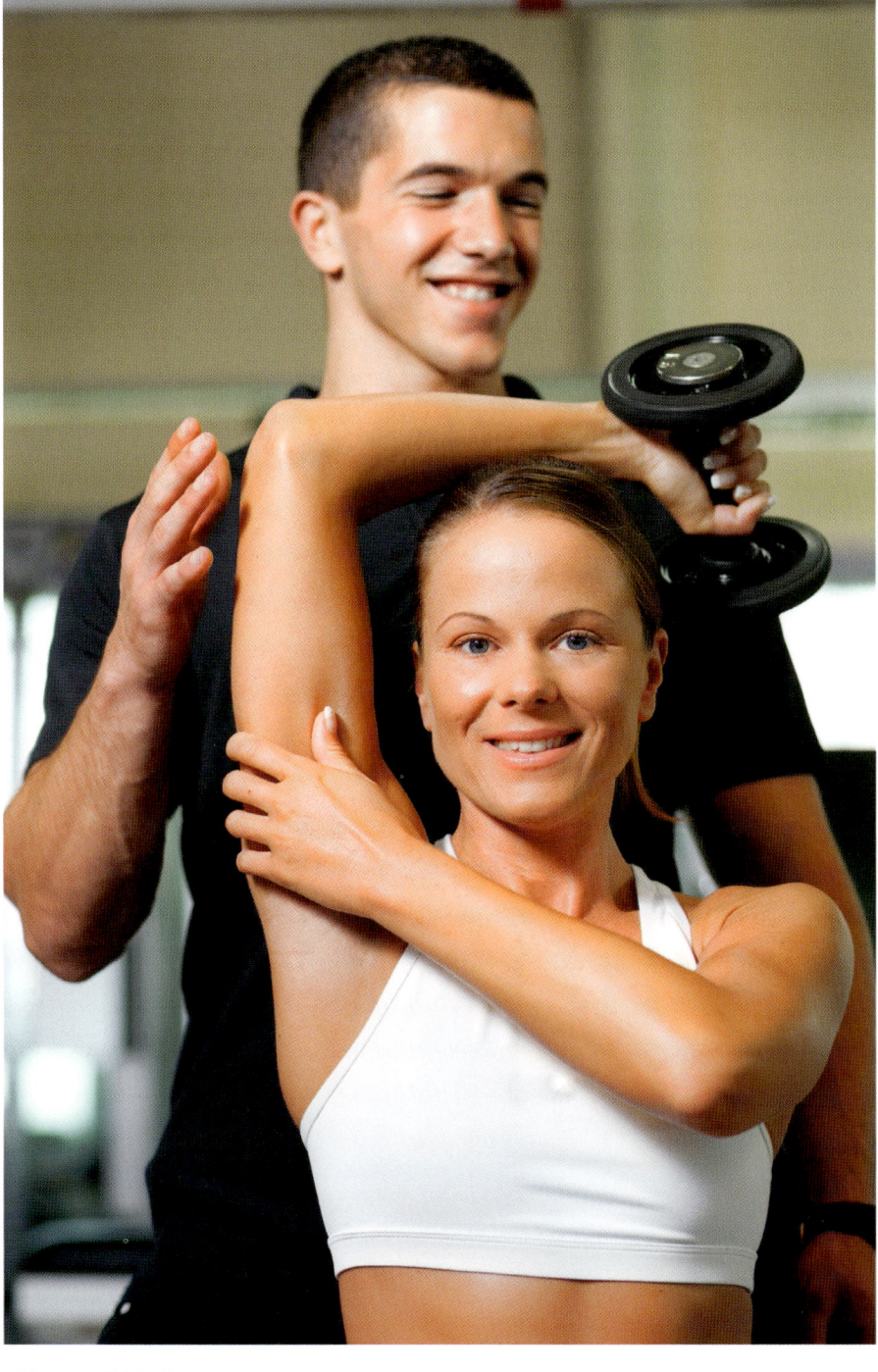

Abb. 47: Individuelle Betreuung

MODUL II

Modul II | Kapitel 4

ALLGEMEINE TRAININGSLEHRE

4.1   Grundmotorische Hauptbeanspruchungsformen

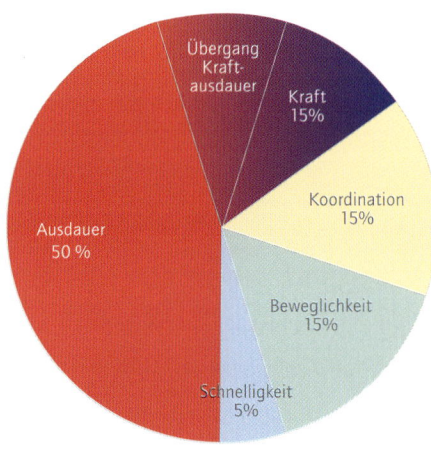

Abb. 48: Verteilungskuchen

Die fünf grundmotorischen *Hauptbeanspruchungsformen* haben für das Training eines „normalen" Mitgliedes einen unterschiedlichen Stellenwert. Wie aus der nebenstehenden Abb. zu sehen ist, kommt dem Schnelligkeitstraining in der Regel nur eine untergeordnete Rolle zu. Im Einzelfall wird sicherlich ein Sportler auftauchen, der für seine Sportart spezielle Schnellkraftübungen braucht, aber in diesem Buch soll darauf nicht weiter eingegangen werden. Der „Normalo"-Studiobesucher hat kein größeres Interesse an Schnelligkeit, da sie auch nur in einem sehr geringen Maße trainierbar ist, ein höheres Verletzungsrisiko in sich birgt und für die Bewältigung des Alltags einen geringen Stellenwert hat.

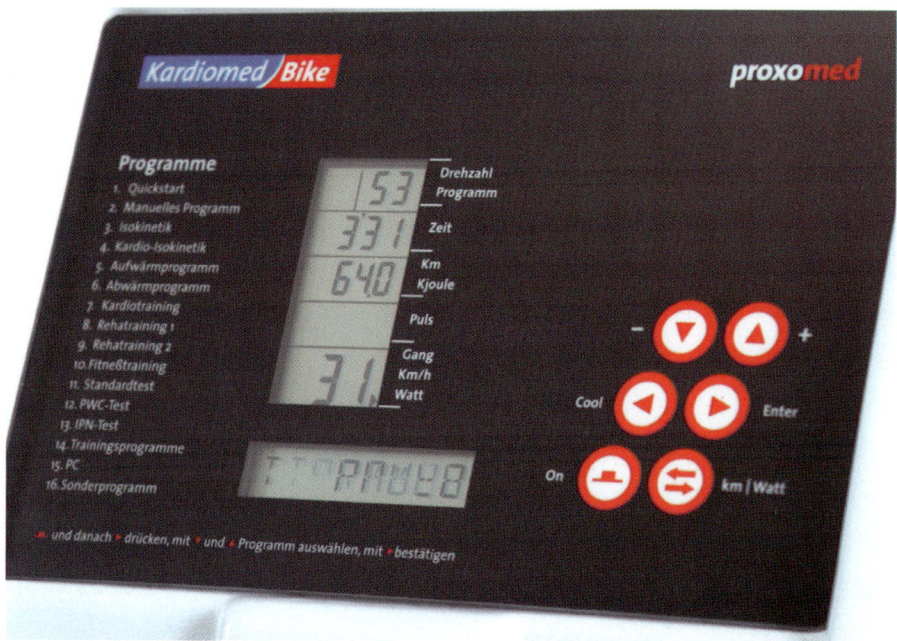

Abb. 49: Steuerungsdisplay Fahrrad-Ergometer

Das Training der Ausdauer hat hingegen den größten Stellenwert innerhalb der grund-motorischen Hauptbeanspruchungsformen. Nur durch gezieltes Ausdauertraining wird das Herz-Kreislauf-System davor geschützt, seine Leistungsfähigkeit erheblich einzu-büßen und die Gefahr von gesundheitlichen Schäden reduziert. Die jährliche Zahl der Herzinfarkte, Schlaganfälle und ähnlicher Herz-Kreislauf-Erkrankungen steigt weiterhin deutlich an und könnte unter anderem durch nachhaltiges, gezieltes HK-Training ein-gedämmt werden.

Die verbleibenden drei Beanspruchungsformen Kraft, Beweglichkeit und Koordination haben einen ähnlich großen Stellenwert. Wichtig ist es, möglichst früh koordinative As-pekte mit in die Übungen zu integrieren, um die wachsende Kraft auch in alltags- und berufsbedingte Handlungen übertragen zu können.

4

4.2 Begriffsdefinitionen

Kaft (physikalisch)	F = m x a Kraft = Masse x Beschleunigung
Kraft (biologisch)	Fähigkeit des muskulären Systems, durch Muskeltätigkeit Widerstände zu überwinden (konzentrisch), sie zu halten (isometrisch) oder ihnen entgegenzuwirken (exzentrisch)
Konzentrisch	Muskel verkürzt sich gegen einen Gewichtswiderstand
Exzentrisch	Muskel bremst gegen die Erdanziehungskraft
Wiederholung (Whl.)	Ein kompletter Bewegungsablauf einer Kraftübung (konzentrisch und exzentrisch)
Satz	Abgeschlossene Anzahl von Wiederholungen
Agonist	Spieler
Antagonist	Gegenspieler
Synergist	Mitspieler (Zusammenspieler)
Isotonisch	Spannungsgleich, Spannung des Muskels bleibt gleich, die Länge ändert sich
Isometrisch	Längengleich, Muskellänge bleibt gleich, Spannung kann sich ändern
Auxotonisch	Mischform aus isotonischem und isometrischem Arbeiten
Intramuskuläre Koordination	Ansteuerung verschiedener Muskelfasern innerhalb eines Muskels, die gleichzeitig aktiviert werden
Intermuskuläre Koordination	Ansteuerung verschiedener Muskeln, die an einer Gesamtbewegung beteiligt sind

4.3   Superkompensation

Wird der Organismus durch ein Training belastet, muss er zunächst seine Ressourcen nutzen und so wird die aktuelle Leistungsfähigkeit unmittelbar durch das Training reduziert. Als Reaktion auf diese Belastung wird der Körper in der Erholungszeit nach der Belastung seine Ressourcen wieder auffüllen, also die Folgen der Trainingsbelastung kompensieren. Da sich der Organismus für eine Belastung ähnlicher Art aber besser aufstellen möchte, kompensiert er nicht nur das Training, sondern er *superkompensiert* es. So schafft sich der Körper Reserven und steigert Stück für Stück seine Leistungsfähigkeit, wenn man ihm nach dem Training eine entsprechende Pause gönnt. So ist es also für einen optimalen Leistungszuwachs erforderlich, die richtige Abfolge von Belastung und Erholung zu finden.

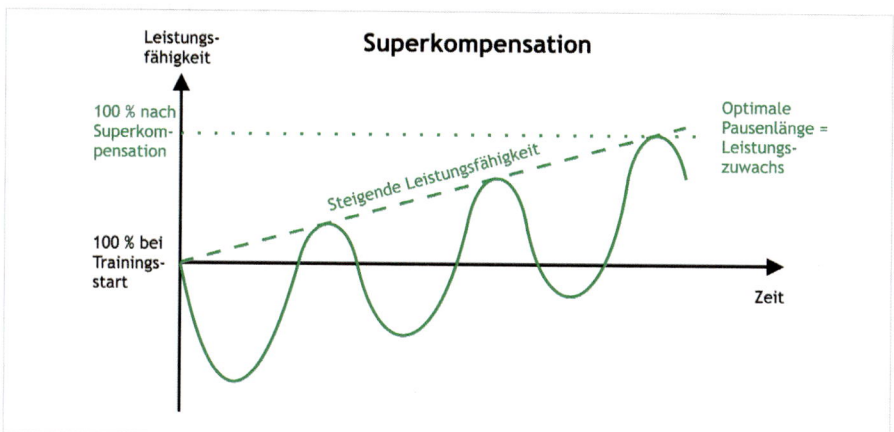

Abb. 50a: Superkompensation Zuwachs   **4**

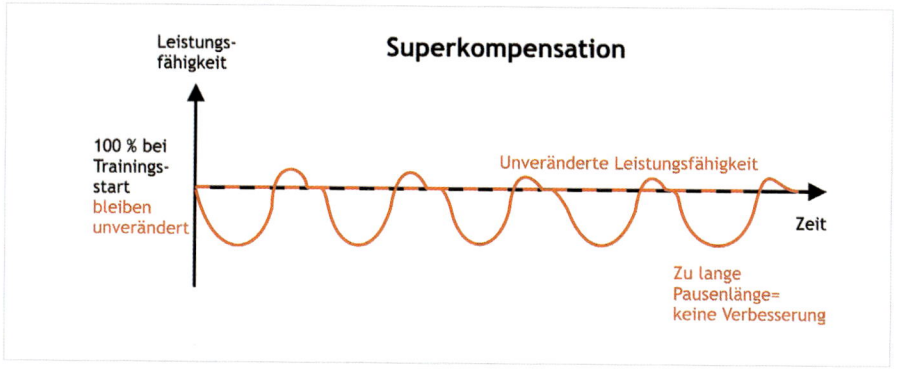

Abb. 50b: Superkompensation gleichbleibend

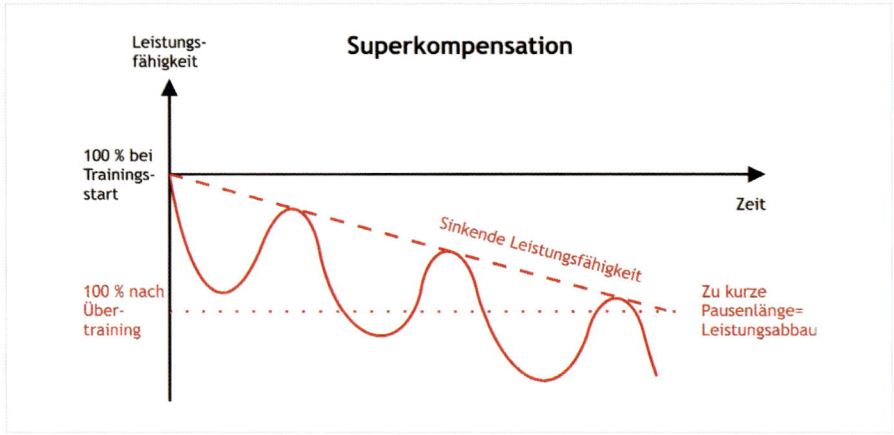

Abb. 50c: Superkompensation Abbau

Für den Trainingsanfänger hat es sich für eine optimale Trainingsgestaltung bewährt, 3 x wöchentlich an nicht aufeinanderfolgenden Tagen zu trainieren, um einerseits durch regelmäßige Reize den Körper zu fordern, aber andererseits genügend Erholungsphasen zu haben, um die Belastung des Trainings zu (super-)kompensieren. Dabei sollte der Trainer nicht nur das Training im Studio berücksichtigen, sondern natürlich auch nach sonstigen sportlichen Aktivitäten außerhalb des Studios fragen und in der Trainingsplanung berücksichtigen. Möchte der Sportler öfter als 3 x wöchentlich trainieren oder hat er nur an drei aufeinanderfolgenden Tagen in der Woche Zeit, kann auf ein **Splittraining** zurückgegriffen werden: Montags, mittwochs und freitags könnten Oberkörper und Arme trainiert werden und dienstags und donnerstags die Beine. Es sind aber auch viele andere Kombinationen möglich, inklusive einem Wechsel von Krafttraining an einem Tag und Cardiotraining am nächsten Tag. 1 x wöchentliches Training ist sicherlich besser als gar kein Training, lässt aber kaum nachhaltige Wirkung erwarten und sollte auf zumindest zweimaliges Training erweitert werden. Wie auch immer der Trainer den Trainingsplan gestaltet, die Regeln der Superkompensation sollten dringend beachtet werden.

4.4   Belastungsnormative

In der allgemeinen Trainingslehre sind bestimmte Belastungsnormative definiert, über die sich der Trainer Gedanken machen muss, um sie im Trainingsplan klar zu benennen.

Belastungsintensität

Im Krafttraining wird hierzu in der Regel ein Gewicht zugewiesen, mit dem der Trainierende arbeiten soll. Beim Herz-Kreislauf-Training wird ein Herzfrequenzbereich errechnet, in dem das Training stattfinden soll. Diese Angaben sind in den meisten Studios zwar vorhanden, aber die Berechnungsgrundlage (100 % Intensität) wird nur durch Normwerte errechnet oder geschätzt.

Belastungsdauer

Die Dauer der Einzelbelastung ergibt sich beim Krafttraining durch die Wiederholungszahl, multipliziert mit der Bewegungsgeschwindigkeit. Arbeitet der Sportler langsam (2 s konzentrisch und 2 s exzentrisch), braucht er für eine Wiederholung 4 s. Macht er davon 10 Wiederholungen, errechnet sich eine Belastungsdauer von 40 s und damit wird es zu einer Substanzzunahme (Hypertrophietraining) kommen. Würde ein Sportler über 40 s ein Gewicht anheben und über weitere 40 s wieder ablassen, so hätte er zwar nur eine Wiederholung gemacht, aber dafür 80 s gebraucht und letztlich ein Kraftausdauertraining gemacht. Die klare Aussage über eine Wiederholungszahl ist in den meisten Trainingsplänen durchaus üblich, allerdings leider oft ohne eine genauso klare Aussage über die Bewegungsgeschwindigkeit. Beim Herz-Kreislauf-Training sollte hier eine Aussage über die Dauer des Trainings in der Zielherzfrequenz oder die Länge der einzelnen Intervalle gemacht werden.

4

Belastungsdichte

Nach einem Trainingssatz erfolgt entweder der Wechsel zu einem anderen Gerät (Kreistraining) oder es folgen weitere Sätze am gleichen Gerät (Stationstraining). In jedem Fall muss auch hier, durch den Trainer, die Länge der Pause auf dem Trainingsplan vermerkt werden. Ist die Pause zwischen zwei Sätzen im Stationstraining zu kurz, haben sich die Muskelzellen noch nicht ausreichend erholt und der nachfolgende Satz muss vorzeitig abgebrochen werden. Ist die Pause zu lang, sind die Muskelzellen fast vollständig erholt und es fehlt die entsprechende Reizsetzung zur Anpassung der Zelle. Genauso wichtig wie die richtige Zuweisung eines Trainingsgewichts ist eine gute Pausengestaltung. Auch hier gibt es auf vielen Trainingsplänen keine Aussage und die Pausengestaltung bleibt der freien Entscheidung des Trainierenden überlassen. Beim Herz-Kreislauf-Training kommt eine Aussage über die Pausengestaltung vor allem bei einem Intervalltraining zum Tragen.

Belastungsumfang

Der Belastungsumfang kann auf das während einer Trainingseinheit insgesamt bewegte Gewicht bezogen werden, um daraus zum Beispiel grob den Kalorienverbrauch zu ermitteln. Für den Trainer im Studio ist es aber von größerem Interesse, die Dauer zum „Abarbeiten" des gesamten Trainingsplans zu errechnen und diese Zeit mit der Absprache mit dem Trainierenden zu vergleichen. Hat das Vorgespräch mit dem Trainierenden ergeben, dass eine reine Trainingszeit von 90 min verplant werden kann, kann der Trainer nach Erstellung des Trainingsplans errechnen, ob diese 90 min auch sinnvoll genutzt worden sind.

Trainingshäufigkeit

Auch dieses wichtige Detail sollte im Vorgespräch mit dem Trainierenden abgesprochen werden. In Anlehnung an die Erklärungen zum Thema Superkompensation sollte vor Trainingsplanerstellung eine wöchentliche Trainingshäufigkeit abgeklärt werden und im Trainingsplan vermerkt werden.

4.5 Reizstufenregel

Eine der wohl wichtigsten Regeln der Trainingslehre ist die **Reizstufenregel**. Wird im Training gegen diese Regel verstoßen, können die angestrebten Trainingsziele sicher nicht erreicht werden. Das Zauberwort heißt **Reiz** und meint den Grad der Schwierigkeit des Übens. Wirkt auf die beanspruchte Zelle kein oder ein unterschwelliger Reiz, wird sie also nicht genug „geärgert", wird sie letztlich ihre Leistungsfähigkeit einbüßen. Ist der Reiz dauerhaft zu hoch, wird die Zelle überfordert und ebenfalls in ihrer Leistungsfähigkeit abnehmen. Nur der gezielte überschwellige Reiz wird die Zelle dazu bewegen, ihre Ressourcen zu erweitern und der gewünschte Trainingserfolg wird sich einstellen. In der Trainingspraxis zeigen sich oft die beiden Extreme, die den Eintritt des Trainingserfolgs nicht erwarten lassen. Schont sich der Trainierende zu sehr und es werden Wattebäuschchen geworfen, wird die Zelle unterschwellig gereizt. Trainiert der Sportler nach dem Grundsatz „Kein Schmerz, kein Erfolg" und geht immer auf 100 %, so wirken ständig zu hohe Reize auf die Zelle. In beiden Fällen reagiert die Zelle mit Leistungsabnahme, denn letztendlich wirkt ein Trainingsreiz immer auf zellulärer Ebene. Bekommt eine bestimmte Muskelzelle einen überschwelligen Reiz, so gilt das noch lange nicht für alle Muskelzellen innerhalb des arbeitenden Muskels.

0-30 % zu geringe Trainingsreize, Kraftabnahme (Atrophie)

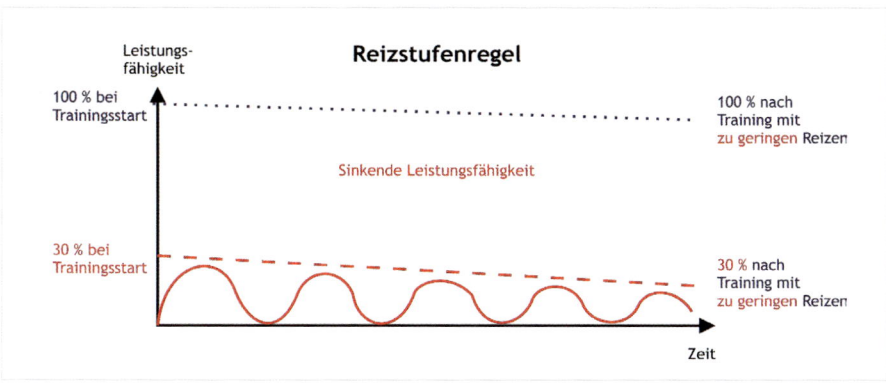

Abb. 51a: Zu geringe Reize

30-50 % unterschwellige Trainingsreize, Erhalten der Funktion

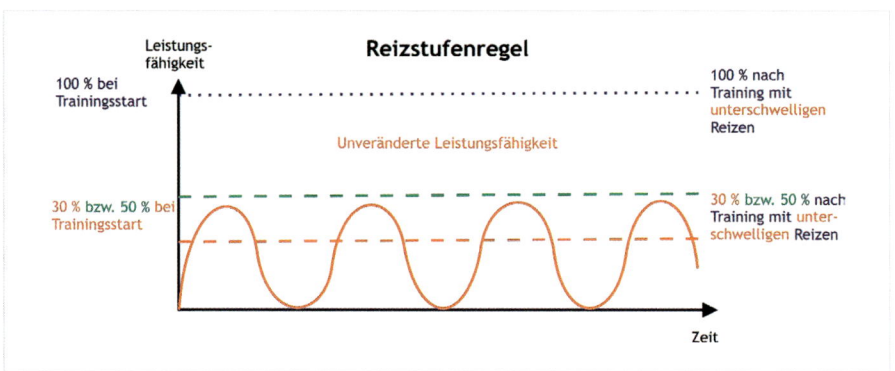

Abb. 51b: Unterschwellige Reize

50-90 % (70 %) überschwellige Trainingsreize, Kraft-/Muskelzuwachs (Hypertrophie)

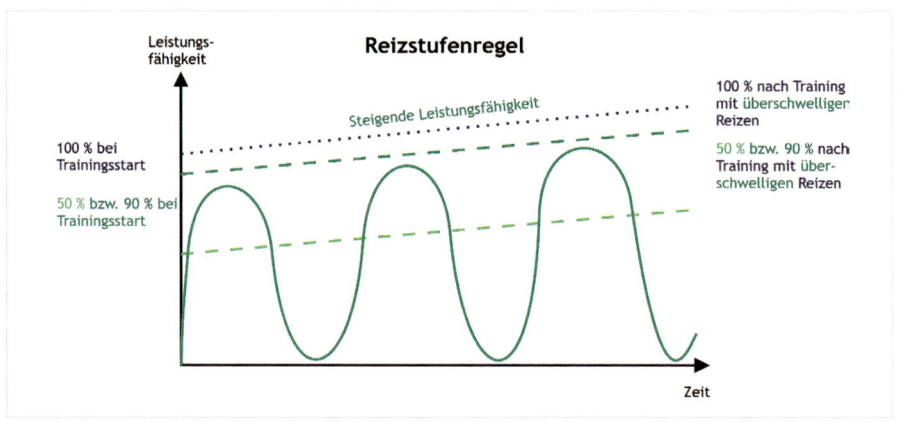

Abb. 51c: Überschwellige Reize

90-100 % (Ständig) zu starke Reize, Übertraining

Der menschliche Körper besteht aus bis zu 100 Billionen (eine 1 mit 14(!) Nullen) Zellen und jede dieser Zellen ist eine kleine Welt für sich. Fast jede Zelle im Organismus hat einen ähnlichen Grundaufbau. Die Abgrenzung einer Zelle wird durch die Zellmembran dargestellt. Hier wird entschieden, was in die Zelle reinkommt und was nicht. Innerhalb der Zellmembran befinden sich die Zellorganellen (Organe der Zelle). Für das bessere Verständnis werden im Folgenden die komplizierten Zusammenhänge auf eine einfache

Bildsprache heruntergebrochen. Im *Zellkern* (Chefetage) sind unsere Erbanlagen gespeichert, sie ermöglichen es der Zelle, sich zu teilen, um ein identisches Duplikat zu bilden. Das endoplasmatische *Retikulum* (Straßennetz) ist das Wegenetz innerhalb der Zelle, in den *Ribosomen* (Fabriken) werden Eiweißstrukturen hergestellt, in den *Mitochondrien* (Kraftwerke) wird das „Benzin" der Zelle *(Adenosintriphosphat, ATP)* hergestellt und eingelagertes Glykogen *(Lagerstätten)* versorgt die Zelle mit Rohstoff zur Bildung von neuem Benzin. Die aufgezählten Zellorganellen sind nur ein Bruchteil der in einer Zelle befindlichen Zellorganellen, es soll aber an dieser Stelle reichen, um eine grundsätzliche Vorstellung von den komplexen Abläufen in einer Zelle zu bekommen.

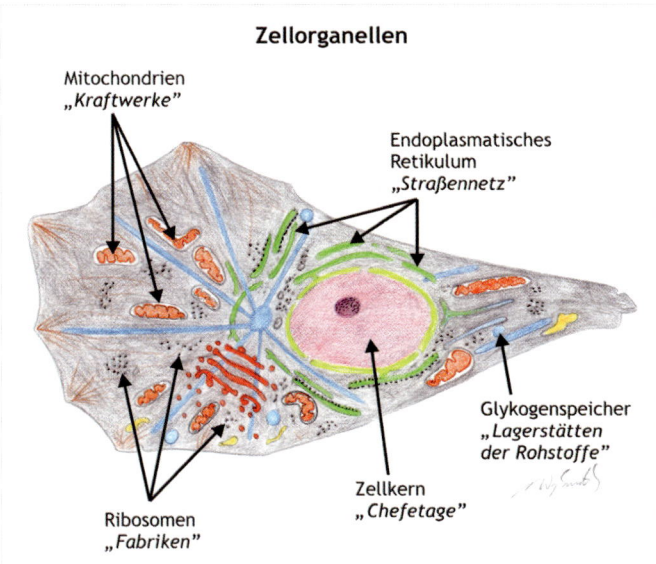

Abb. 52: Zelle

Werden die Straßen kaum genutzt, werden die Kraftwerke ihren Strom nicht los, gibt es kaum Aufträge für die Fabriken, werden diese Organe auf Dauer wegrationalisiert. Alles, was die Natur nicht braucht, wird reduziert, ein unumstößliches Naturgesetz, dem wir uns beugen müssen.

Use it or lose it!

4.6 Periodisierung

Der Leistungszuwachs des Trainierenden wird in der Regel nicht linear steigend verlaufen. Es wird Phasen des schnelleren Fortschritts und Phasen der Stagnation geben. Um dem Organismus nicht ständig immer mehr abzuverlangen, sollten gezielt Trainingsphasen mit geringerer Belastung eingebaut werden. So kann zum Beispiel in einem achtwöchigen Trainingsplan die fünfte oder sechste Trainingswoche als „Erholungswoche" gestaltet werden und so vor allem den passiven Strukturen mit langsamerem Stoffwechsel (bradytrophes Gewebe) eine Verschnaufpause gegönnt werden. Nach mehreren aufeinander aufbauenden Trainingsplänen mit allmählichem Anstieg der zu erbringenden Leistung sollte auch mal eine mehrwöchige Phase geringerer Belastung eingebaut werden, um den Organismus auch langfristig nicht zu überlasten. Teilweise ergibt sich die Periodisierung schon durch Urlaub, Krankheit oder berufliche Abwesenheit bedingte Ausfallzeiten vom Training.

4.7 Prinzip der Individualität

Der Mensch ist ein Individuum! Was aus Erfahrungswerten heraus für den einen Sportler gut war, muss es noch lange nicht für den anderen sein. Viele kleine Einzelfaktoren (sportmotorische Begabung, Trainierbarkeit, Motivation, Temperament, Intellekt, seelische Verfassung) bestimmen den Fortschritt des Trainierenden und sollten im Laufe der Zeit vom erfahrenen Trainer erkannt und in die Trainingsplanung umgesetzt werden.

4.8 Prinzip der zunehmenden Spezialisierung

Je höher das Leistungsniveau, desto spezieller die Belastungsreize! Hat der Trainierende „nur" die Idee der allgemeinen Fitness, kann der Trainer aus dem normalen Fundus
von Übungen die geeigneten herausgreifen und damit den Trainingsplan erstellen. Hat
der Sportler jedoch ein spezielles Anliegen, resultierend aus einer bestimmten Sportart
außerhalb des Fitnesscenters oder hat er das Niveau des Freizeitsportlers überschritten,
so ist auch der Trainer zunehmend gefordert, diesen besonderen Wünschen gerecht zu
werden. Alle Übungen müssen nun mit einem möglichst guten Transfer zum Trainingsziel
des Sportlers ausgewählt werden und die Standardübungen treten zunehmend in den
Hintergrund.

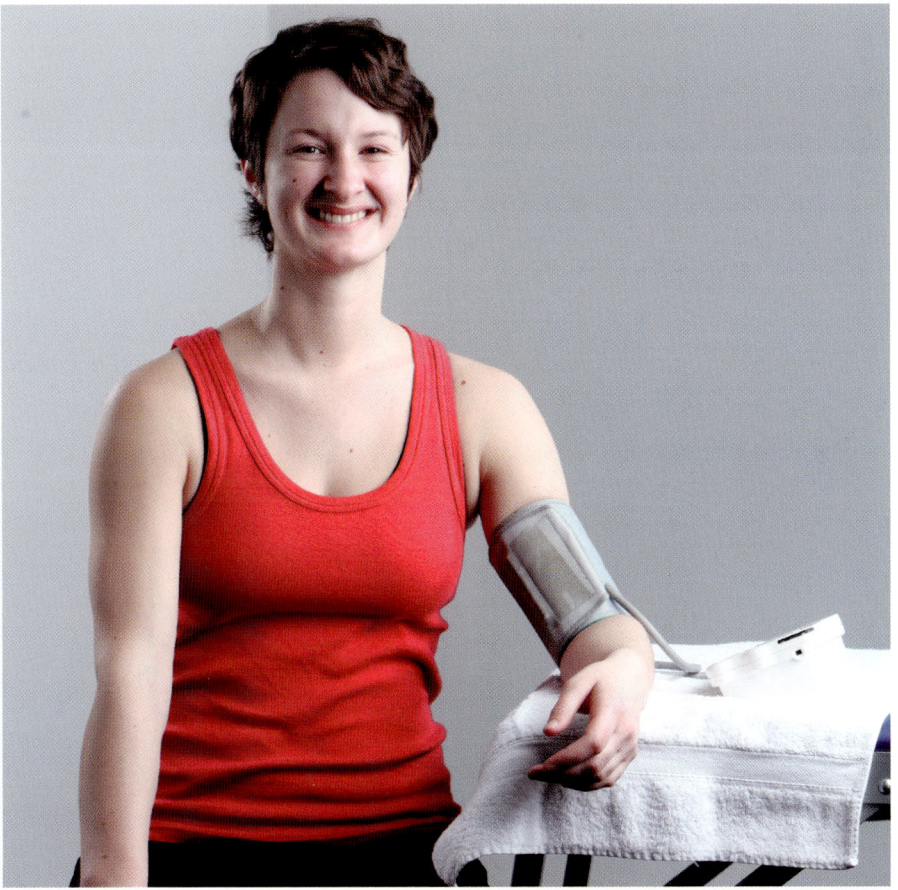

4

Abb. 52: Blutdruckmessung

MODUL II

Modul II | Kapitel 5

EINGANGSCHECK

5.1 Gesundheitsfragebogen

Der Gesundheitsfragebogen dient dazu, einen ersten groben Überblick über den gesundheitlichen Zustand des Kunden zu bekommen. Gleich zu Beginn der Eingangstestung sollte dieser Fragebogen gemeinsam von Trainer und Kunden ausgefüllt und anschließend unterschrieben werden. Diese Unterschrift dient vor allem dem Trainer als Absicherung, falls der Trainierende etwas verschwiegen haben sollte und dadurch spätere Beschwerden beim Training auftreten. Der Fragebogen verbleibt im Studio in der „Kundenakte".

Gesundheitsfragebogen

Vor Durchführung eines Cardiotests und Erstellen eines Trainingsplans

Name:

Datum:

Geb.-Datum:

Arzt (Ort):

Haben Sie eine Herzerkrankung?	Ja	Nein
Haben Sie einen Herzfehler oder eine Herzschwäche?	Ja	Nein
Verspüren Sie manchmal ein Herzstechen?	Ja	Nein
Leiden Sie manchmal unter Atemnot?	Ja	Nein
Hatten Sie in den letzten zwei Wochen Fieber?	Ja	Nein
Leiden Sie momentan an einer akuten Infektion?	Ja	Nein
Ist Ihr Blutdruck über 180/115 mmHg?	Ja	Nein
Haben Sie länger als ein Jahr keinen Sport getrieben?	Ja	Nein
Nehmen Sie regelmäßig Medikamente?	Ja	Nein
Leiden Sie unter Schwindel oder häufigen Kopfschmerzen?	Ja	Nein
Ist eine Asthmaerkrankung bekannt?	Ja	Nein
Haben Sie eine Schilddrüsenerkrankung?	Ja	Nein
Liegt eine Schwangerschaft vor?	Ja	Nein
Haben Sie Beschwerden an den Gelenken?	Ja	Nein
Leiden Sie an Osteoporose?	Ja	Nein
Leiden Sie an Arthrose oder Arthritis?	Ja	Nein
Haben Sie sich in den letzten Jahren einer größeren OP unterzogen?	Ja	Nein
Leiden Sie an sonst einer, hier nicht erwähnten Krankheit?	Ja	Nein

Wenn „Ja", welche? _____

Ich bin von meinem Trainer unterrichtet worden, dass ich keinen Fitnesstest und kein -training durchführen darf, wenn ich bestimmte der oben genannten Fragen mit „Ja" beantwortet habe. In diesem Falle liegt ein Gesundheitsrisiko bei der Durchführung eines Trainings vor. Bevor ich mit dem Training beginnen kann, muss ich mich von einem Arzt untersuchen lassen und dem Trainer ein ärztliches Attest vorlegen. Des Weiteren werde ich meinen Trainer darauf hinweisen, wenn ich im Laufe meiner Mitgliedschaft eine der oben genannten Fragen mit „Ja" beantworten müsste. Wenn ich aus persönlichen Gründen keine Angaben auf diesem Gesundheitsbogen machen möchte, so ist ein ärztliches Attest erforderlich, aus dem eine uneingeschränkte „Sporttauglichkeit" für Fitnesstraining hervorgeht.

Unterschrift des Sportlers: _____

5

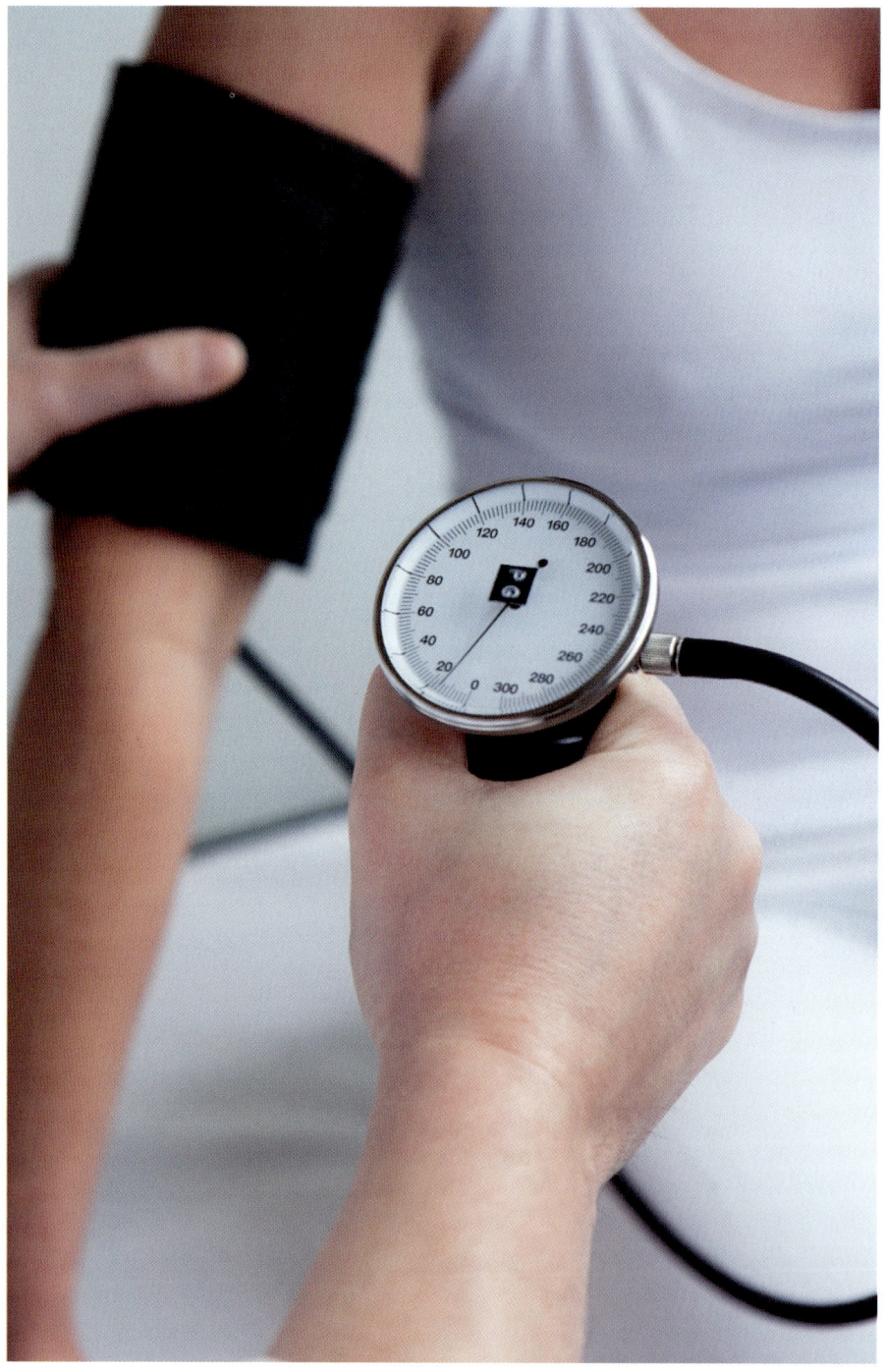

Abb. 53: Nicht raten, sondern testen

5.2   Testprotokoll

Im zweiten Schritt werden die Daten für das Testprotokoll erhoben. Neben den reinen Kontaktdaten, die natürlich auch für die Verwaltung gebraucht werden, beginnt der Trainer, erste individuelle Parameter zu ermitteln, um sich ein Bild über den Ist-Zustand des Kunden zu machen. So werden z. B. je nach Ausstattung der Testecke die Körpergröße, das Gewicht, der Körperfettgehalt, der Blutdruck, der Eingangspuls und das Lungenvolumen gemessen. Die Umfangsmessung von Armen, Beinen, Rumpf etc. dient der Feststellung von Links-rechts-Dysbalancen und auch als Vergleichswert für spätere Messungen, bei Muskelmassenzunahme oder Gewichtsreduktion. Die Fragen nach Konsumverhalten, beruflichem Werdegang, bisheriger sportlicher Betätigung und alten Verletzungen verschaffen dem Trainer ein immer genaueres Bild über seinen Probanden.

Letztlich entsteht aus den gesamten Daten, inklusive der noch folgenden Ergebnisse des Herz-Kreislauf- und des Beweglichkeitstests der Trainingsplan, mit dem der Kunden seine Ziele erreichen kann. Diese Ziele sollten mit dem Kunden möglichst genau und realistisch formuliert werden. Die Aussagen: „Ich möchte fit werden" oder: „Ich möchte abnehmen", sind etwas zu ungenau. „Eine Gewichtsreduktion um 5 kg bei gleichzeitiger Reduzierung des Körperfettgehaltes von derzeit 30 % auf 25 % innerhalb der nächsten sechs Monate bei 3 x wöchentlichem Training von je 90 min", erscheint da deutlich präziser und, das richtige Ernährungsverhalten vorausgesetzt, auch realistisch und messbar zu sein.

5

Peak-Flow (l/min) Normwerttabelle Frauen

	1,40	1,45	1,50	1,55	1,60	1,65	1,70	1,75	1,80	1,85	1,90	1,95	2,00
18-25	262	278	295	311	328	344	361	377	394	410	427	443	460
30	253	269	286	302	319	335	352	368	385	401	418	434	451
35	244	260	277	293	310	326	343	359	376	392	409	425	442
40	235	251	268	284	301	317	334	350	367	383	400	416	433
45	226	242	259	275	292	308	325	341	358	374	391	407	424
50	217	233	250	266	283	299	316	332	349	365	382	398	415
55	208	224	241	257	274	290	307	323	340	356	373	389	406
60	199	215	232	248	265	281	298	314	331	347	364	380	397
65	190	206	223	239	256	272	289	305	322	338	355	371	388
70	181	197	214	230	247	263	280	296	313	329	346	362	379
75	172	188	205	221	238	254	271	287	304	320	337	353	370
80	163	179	196	212	229	245	262	278	294	311	328	344	361

Abb. 53a: Auswertetabelle Lungenfunktionstest Frauen

Peak-Flow (l/min) Normwerttabelle Männer

	1,40	1,45	1,50	1,55	1,60	1,65	1,70	1,75	1,80	1,85	1,90	1,95	2,00
18-25	341	360	378	397	415	433	452	470	489	507	525	544	562
30	328	347	365	384	402	420	439	457	476	494	513	531	549
35	315	334	352	371	389	408	426	444	463	481	500	518	536
40	303	321	339	358	376	395	413	431	450	468	487	505	524
45	290	308	326	345	363	382	400	419	437	455	474	492	511
50	277	295	314	332	350	369	387	406	424	443	461	479	498
55	264	282	301	319	338	356	374	393	411	430	448	466	485
60	251	269	288	306	325	343	361	380	398	417	435	454	472
65	238	256	275	293	312	330	349	367	385	404	422	441	459
70	225	244	262	280	299	317	336	354	373	391	409	428	446
75	212	231	249	268	286	304	323	341	360	378	396	415	433
80	199	218	236	255	273	291	310	328	347	365	384	402	420

Abb. 53b: Auswertetabelle Lungenfunktionstest Männer

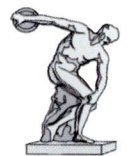

Testprotokoll

Persönliche Daten:

		Datum:	

Name:		Vorname:	
Straße/Hausnummer:		PLZ/Ort:	
Telefon -privat-:		Handy:	
Geburtstdatum:		Geburtsort:	
E-Mail:		Fax:	

Biodaten:

				Gewicht:		kg
Körpergröße:			cm	Gewicht:		kg
HF/Blutdruck:	Hf		mmHg	Körperfettgehalt:		%
Lungenfunktionstest:	Soll	Ist	Liter	Ruhepuls:		S/min

Conconi-Test:

HF max.	Erholungswert		HF ANS
Watt max.	nach 1 min		Watt ANS
Watt/kg	nach 5 min		Watt/kg
	Beurteilung		

Umfänge in cm:

	Rechts		Links
Hals	xxx		xxx
Schulterbreite	xxx		xxx
Schulterumfang	xxx		xxx
Brust eingeatmet	xxx		xxx
Brust ausgeatmet	xxx		xxx
Oberarm		xxx	
Unterarm		xxx	
Handgelenk		xxx	
Taille	xxx		xxx
Hüfte	xxx		xxx
Oberschenkel oben		xxx	
Oberschenkel über Knie		xxx	
Wade		xxx	
Fessel		xxx	

Sonstiges:

Rauchen/Alkohol/Drogen:
Medikamente:
Bisheriger Sport:
Beruflicher Werdegang:
Verletzungen/OPs:

Trainingsziele:

Unterschrift Trainer:

Abb. 54: Testprotokoll

5

5.3 Körperfettmessung

Der Messung des Körperfetts soll an dieser Stelle noch ein Extra-Kapitel gewidmet werden, um dem Trainer die eine oder andere Frage zu diesem Thema zu beantworten. Oftmals wird zur Beurteilung des Körpergewichts der **Body-Maß-Index (BMI)** ermittelt. Dazu wird ein Verhältnis zwischen Körpergröße und Gewicht hergestellt (BMI = Körpergewicht in Kilogramm geteilt durch Körpergröße2 in Meter) und der so errechnete Zahlenwert laut Tabelle gewertet. Der BMI bestimmt jedoch nicht, aus welchem Gewebe sich dieses Gewicht zusammensetzt. So wird sicherlich ein muskulöser Mensch einen recht hohen BMI haben, ohne dass dies als übergewichtig oder gar fettleibig (adipös) zu werten wäre.

Die Ermittlung des **Körperfettgehalts** durch die **Kalliper-Fettmesszange** ist mit einigen Erfahrungswerten erstaunlich genau, aber aus psychologischer Sicht eher schwierig, da man dem Neukunden gleich mächtig auf die (Fett-)Pelle rückt, um an die Hautfalten zu kommen.

Body-Mass-Index

Untergewicht	Normalgewicht	Übergewicht	Adipös Grad I	Adipös Grad II
♀ < 19	19-24	25-30	31-40	> 40
♂ < 20	20-25	26-30	31-40	> 40

Körperfettgehalt

Männer	Exellent	Gut	Mittel	Schlecht
20-24	10,8	14,9	19,1	23,3
25-29	12,8	16,5	20,3	24,3
30-34	14,5	18,1	21,5	25,2
35-39	16,1	19,3	22,6	26,1
40-44	17,5	20,5	23,6	26,9
45-49	18,6	21,5	24,5	27,6
50-59	19,8	22,7	25,6	28,7
> 60	20,2	23,2	26,2	29,3

Frauen	Exellent	Gut	Mittel	Schlecht
20-24	18,2	22,1	25,1	29,6
25-29	18,9	22,1	25,4	29,8
30-34	19,7	22,7	26,4	30,5
35-39	21,1	24,1	27,7	31,5
40-44	22,6	25,6	29,3	32,8
45-49	24,3	27,3	30,9	34,1
50-59	26,6	29,7	33,1	36,2
> 60	27,4	30,7	34,1	37,3

Abb. 55: Auswertung BMI und Körperfettgehalt

So bedienen sich die meisten Studios einer **Körperfettmesswaage**. Diese Waagen funktionieren nach der **BIA-Methode (bioelektrische-Impedanz-Analyse)**. Der Proband steht mit nackten und trockenen Füßen auf den beiden Kontaktflächen der Waage und es wird ein schwacher Strom durch den Körper geschickt, der sich je nach Gewebezusammensetzung auf seinem Weg durch den Körper verändert, da ihm durch die unterschiedlichen Gewebe ein jeweils anderer Widerstand geboten wird. Allerdings fließt der Strom nur durch ein Bein nach oben und direkt durch das andere Bein wieder nach unten, d. h., es wird hauptsächlich der Körperfettgehalt vom „Bauchnabel abwärts" bestimmt. Einige Geräte messen aber auch zusätzlich an Griffschalen, die am ausgestreckten Arm gehalten werden müssen. Die Messung wird entsprechend genauer, da nun auch eine Messung vom „Bauchnabel aufwärts" erfolgt. Diese Waagen geben den Körperfettgehalt oft nicht absolut genau an, können aber in jedem Fall einen Wert angeben, der eine klare Botschaft aufweist. Hat ein 40-jähriger Mann einen Körperfettgehalt von 30 %, mag der tatsächliche Wert zwar um 2-3 % abweichen, aber die Grenze des Gewünschten ist so oder so überschritten. Werden bei einer erneuten Messung ein Jahr später 25 % gemessen, obwohl sich das Gewicht nur recht geringfügig reduziert hat, geht das Training trotzdem in die richtige Richtung, da offensichtlich Körperfett reduziert und Muskulatur aufgebaut wurde.

5

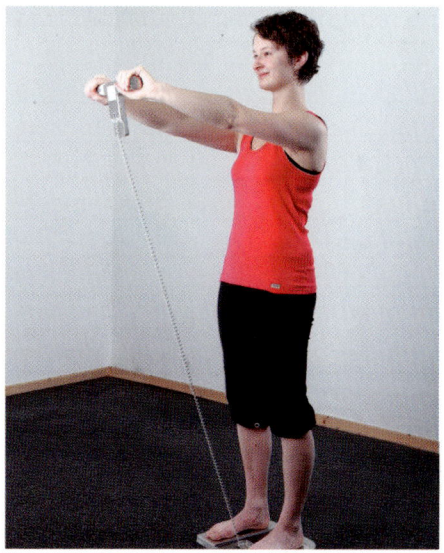
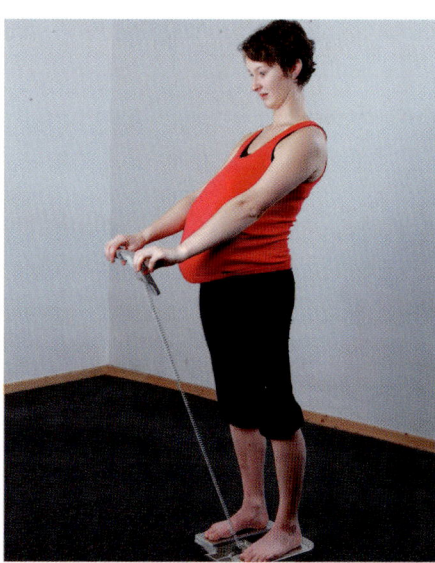

Abb. 56: Körperfettmessung   *Abb. 56: „Böse" Überraschung*

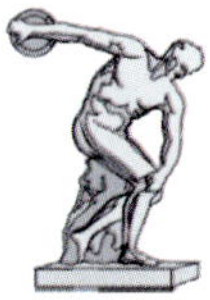

Name: **Nr.:**

Trainingsplan vom

- ☐ Langsam
- ☐ Zügig
- ☐ Schnell

- ☐ Isometrisch
- ☐ Isotonisch
- ☐ Auxotonisch

- ☐ Ganzkörper
- ☐ 2er Split
- ☐ 3er Split

Wiederholungen

Anzahl der Sätze

Trainingsziel:
- ☐ Hypertrophie
- ☐ Explosivkraft
- ☐ Kraftausdauer

- ☐ IK-Training
- ☐ Rehabilitation
- ☐ Schnellkraft

- ☐ GLA I
- ☐ GLA II
- ☐ ANS

Pausen zw. d. Sätzen

Pause zw. d. Übungen

Trainingsmethode:
- ☐ Pyramidentr.
- ☐ Negativ-Wiederholungen
- ☐ Supersätze

- ☐ Stationstraining
- ☐ Kreistraining

Sonstiges:

Trainingsintensität

Trainingshäufigkeit

Nr.	Gerät	ILB-Test	Gewicht							Übung/Einstellung/Hinweis
		Woche							
1									
2									
3									
4									
5									
6									
7									
8									
9									
10									
11									
12									
13									
14									
15									
16									
17									
18									

Trainer:

Abb. 57: Trainingsplanentwurf

5.4 Trainingsplanentwurf

Der auf Seite 95 abgebildete Trainingsplanentwurf enthält die Möglichkeit, alle bedeutsamen Angaben, über die in diesem Buch gesprochen wurde, einzutragen. Das Layout ist dabei natürlich nicht entscheidend und kann sicherlich mannigfaltig verändert werden, die Angaben sollten allerdings vollständig sein. In der im späteren Kapitel folgenden Musterhausaufgabe ist dieser Leerentwurf mit allen nötigen Angaben gefüllt, um ein individuelles Training professionell zu steuern und zu allen Parametern der Trainingslehre eine klare Aussage zu treffen.

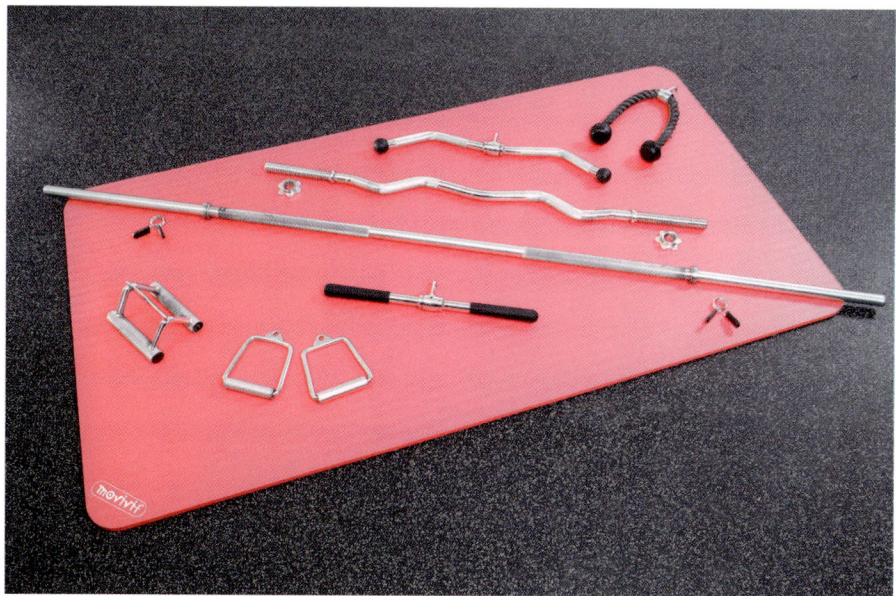

Abb. 58: Hantelstangen und -griffe

5

MODUL II

Modul II | Kapitel 6

PRAXIS

6.1   Beweglichkeit

6.1.1   Das Neueste vom Dehnen

Auf Grund der neuesten Erkenntnisse rund um das Dehnen möchte ich versuchen, hier die wesentlichen Aspekte zusammenzufassen.

1. Ein Muskel (egal, ob tonisch oder phasisch) neigt **nicht** von Natur aus zur Verkürzung oder Abschwächung. Vielmehr wird er durch seinen tatsächlichen täglichen Gebrauch (z. B. viel sitzen) ständig „kurz gehalten" und verkürzt dadurch (Hüftbeuger) bzw. bekommt er keine überschwelligen Trainingsreize und verkümmert (atrophiert) dadurch.

2. Es ist nicht der Muskel als solches (Myosin und Aktin), der auseinander-gezogen wird (gedehnt), da diese Strukturen durch das Titin vor einer Überdehnung geschützt werden. Die Sehnen des Muskels lassen sich um ein gewisses Maß (2-3 %) auseinanderziehen.

3. Passive Dehnung, gleichgültig, ob langsam, schnell oder wippend ausgeführt, aktiviert die Muskelspindeln, die reflektorisch (nur über das Rückenmark gesteuert) den Muskel dagegen ziehen lassen. Damit ist **passive Dehnung = Kräftigung**.

4. **Aktive Dehnung** (Anspannen des Agonisten) führt zu einem **antagonistischen Entspannungsreflex**, d. h., während der eine Muskel arbeitet, entspannt sich sein Gegenspieler.

Ziele des Dehnens:

- **Verletzungsprophylaxe:** Dehnung, gleichgültig welcher Art, vor Beginn der Belastung ist grundsätzlich nicht geeignet, um Verletzungen vorzubeugen. Damit ist jedoch nicht ein ausgiebiges Aufwärmen gemeint, welches weiterhin unerlässlich ist.
- **Muskelkater vermeiden:** Dehnung, egal welcher Art, nach Beendigung der Belastung ist nicht geeignet, Muskelkater zu vermeiden.
- **Muskeltonus senken:** Nach einer Belastung, mit einer damit einhergehenden Steigerung des Muskeltonus, ist Dehnung grundsätzlich nicht geeignet, diesen Muskeltonus zu senken.
- **Beweglichkeit verbessern:** Um seine Beweglichkeit zu verbessern (Spagat), kommen weiterhin alle bisher bekannten Dehnungsübungen in Betracht. Die entsprechenden Endpositionen der Dehnung müssen *möglichst oft, möglichst lange* gehalten werden, um langfristig einen strukturellen Umbau der Gewebe (Sehnen und mehr Sarkomere in „Reihe" geschaltet) zu erreichen.
- **Muskuläre Dysbalancen ausgleichen:** Ist eine muskuläre Dysbalance gegeben (z. B. Verkürzung des Hüftbeugers und Atrophie des Gesäßmuskels), sollte hauptsächlich der atrophierte Muskel auftrainiert werden und zusätzlich der verkürzte Muskel möglichst oft, möglichst lange (aktiv) gedehnt werden.
- **Steigerung des Wohlbefindens:** Alle bekannten Dehnübungen ohne Einschränkung.

6

Der Stellenwert des Dehnens hat sich auf Grund der neuesten wissenschaftlichen Erkenntnisse reduziert. Dehnung hat aber weiterhin mit bestimmten Zielsetzungen seine Bedeutung.

6.1.2   Beweglichkeits- und Gelenktest (Funktionstest)

In einem professionellen Studio sollte vor Beginn einer Trainingsplanerstellung ein Beweglichkeits- und Gelenktest durchgeführt werden. Dazu benötigt der Trainer einen ruhigen Raum, eine Liege, etwa 15 min Zeit und gute anatomische Kenntnisse. Diese Testungen sollten direkt nach dem Eingangsgespräch und den ersten Messungen und noch vor dem Herz-Kreislauf-Test durchgeführt werden. Die Ergebnisse können in der im Folgenden abgebildeten Checkliste eingetragen werden, um sie im anschließenden Trainingsplan zu berücksichtigen. Dieser Test ist also eine wichtige Vorstufe für die richtige Auswahl der Übungen. Jedem Trainierenden pauschal bestimmte Übungen (Standardtrainingspläne) zuzuweisen, könnte dazu führen, dass Haltungsschäden weiter gefördert werden oder vorgeschädigte Strukturen weiteren Schaden nehmen. Viele unerfahrene Trainer tun sich zunächst sehr schwer, solche Testungen durchzuführen. Aber nachdem die erste Scheu abgelegt wurde und die ersten guten Freunde und Bekannten als „Versuchskaninchen" auf der Liege gelegen haben, erkennen sie die hohe Aussagekraft dieser Tests und die Möglichkeit der individuellen Trainingsplanerstellung.

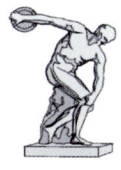

Funktionstestungen

(Gelenk- und Beweglichkeitstest)

Name: _____   Datum: _____

Beweglichkeitstest:	Gut	Normwert	Leicht verkürzt	Erheblich verkürzt
Brustmuskulatur				
Hüftbeuger				
Adduktoren				
Beinstrecker				
Beinbeuger				
Schollenmuskel				
Rückenstrecker				

Bemerkungen: _____

Gelenktest:	Rechts o.B.	Links o.B.	Bemerkungen:
Finger			
Hand			
Ellbogen			
Schulter			
HWS			
BWS			
LWS			
Hüfte			
Knie			
Sprunggelenk			
Zehen			

Bemerkungen: _____

_____

_____

Unterschrift Trainer:

Abb. 59: Checkliste Funktionstest

6

Jeden einzelnen Handgriff zu beschreiben, würde an dieser Stelle den Rahmen dieses Buches sprengen, aber durch die folgenden Bilder und die entsprechenden Bildunterschriften ist ein roter Faden für den möglichen Ablauf der Tests gegeben. Mit wachsenden Erfahrungswerten des Trainers werden im Laufe der Zeit immer mehr Tests hinzukommen, die einen genauen Ist-Zustand des Kunden widerspiegeln.

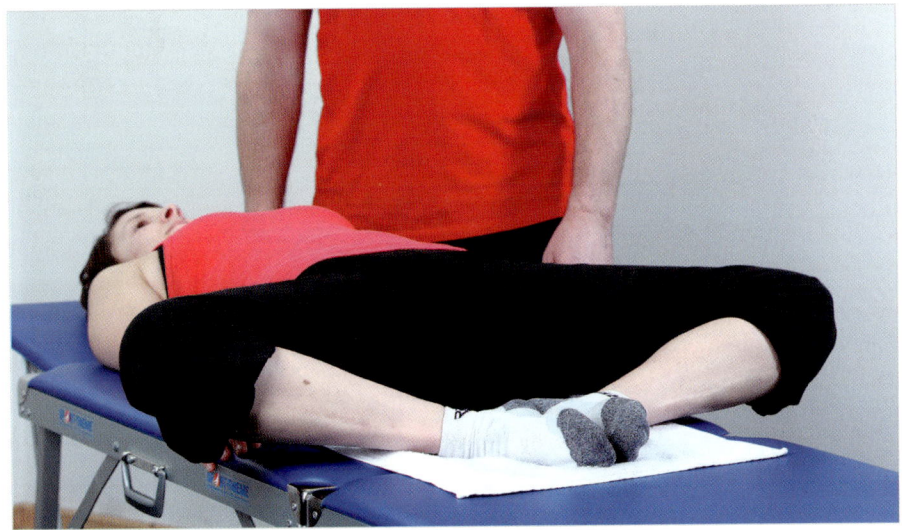

Abb. 60a: Beweglichkeitstest Adduktoren gut (>110°)

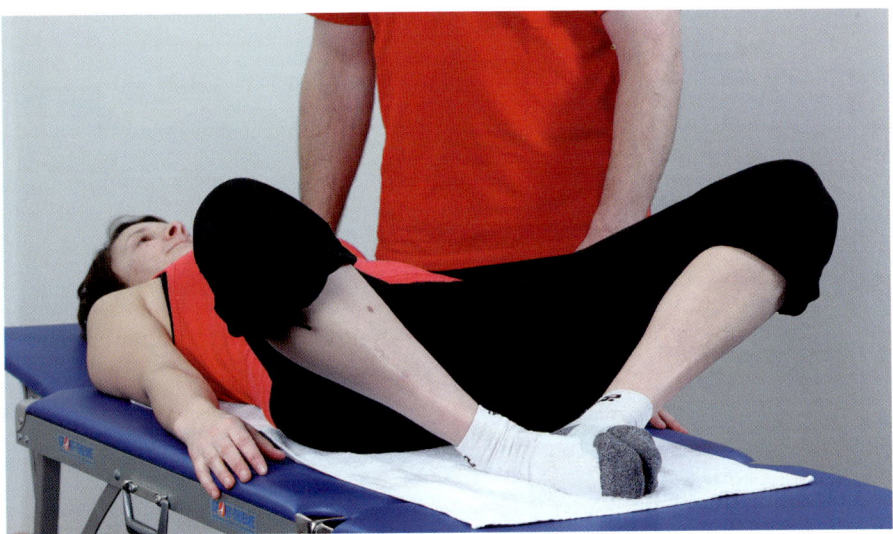

Abb. 60b: Beweglichkeitstest Adduktoren normal (110°)

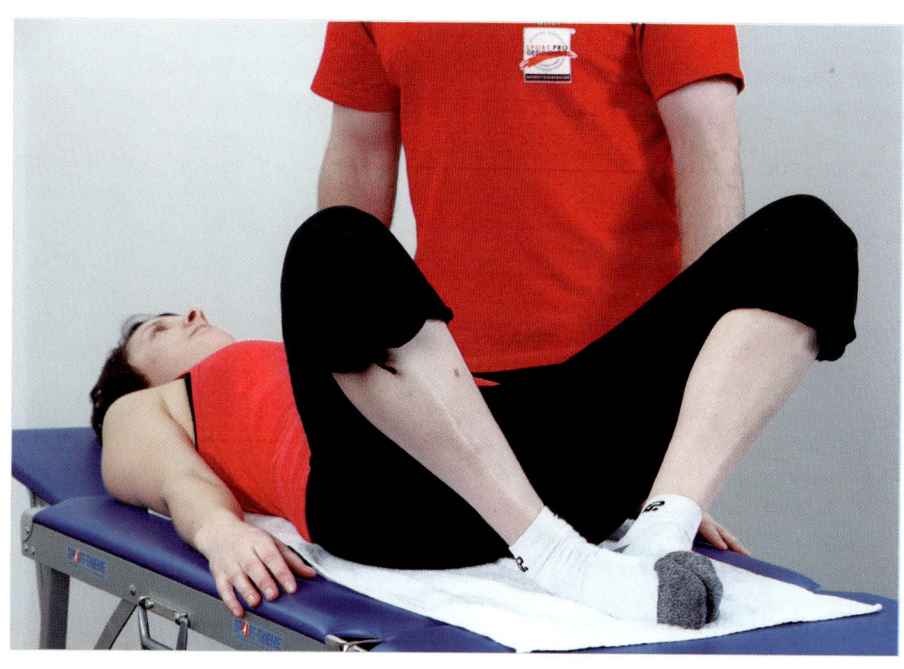

Abb. 60c: Beweglichkeitstest Adduktoren schlecht (<110°)

6

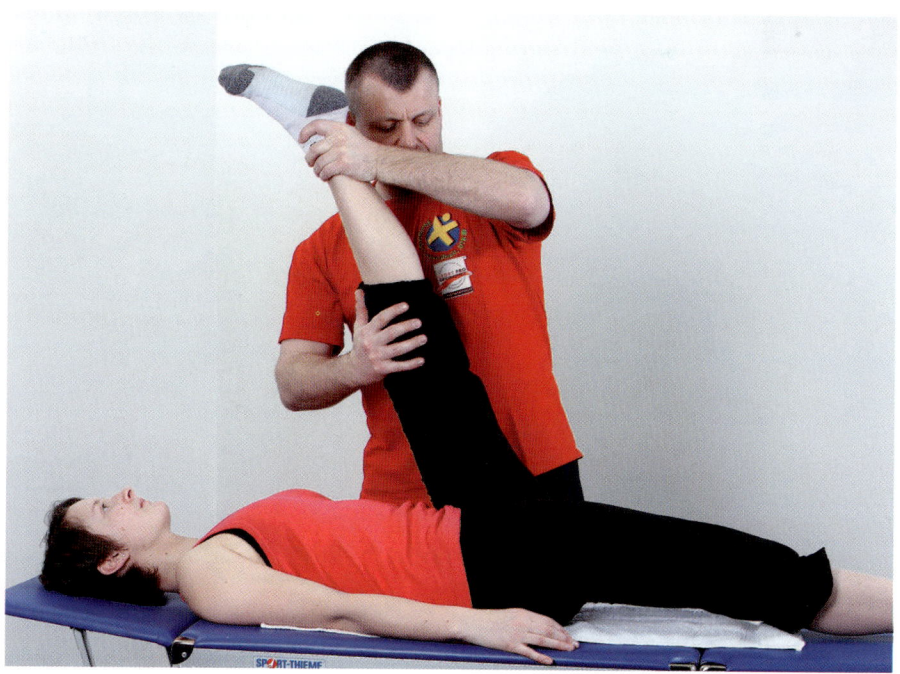

Abb. 60a: Beweglichkeitstest Beinbeuger gut (>90°)

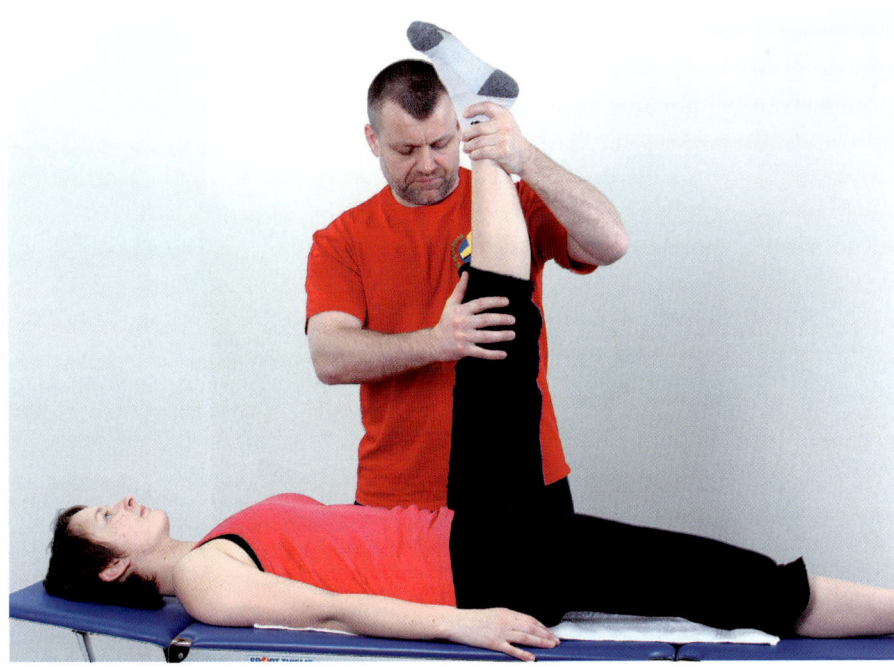

Abb. 60b: Beweglichkeitstest Beinbeuger normal (90°)

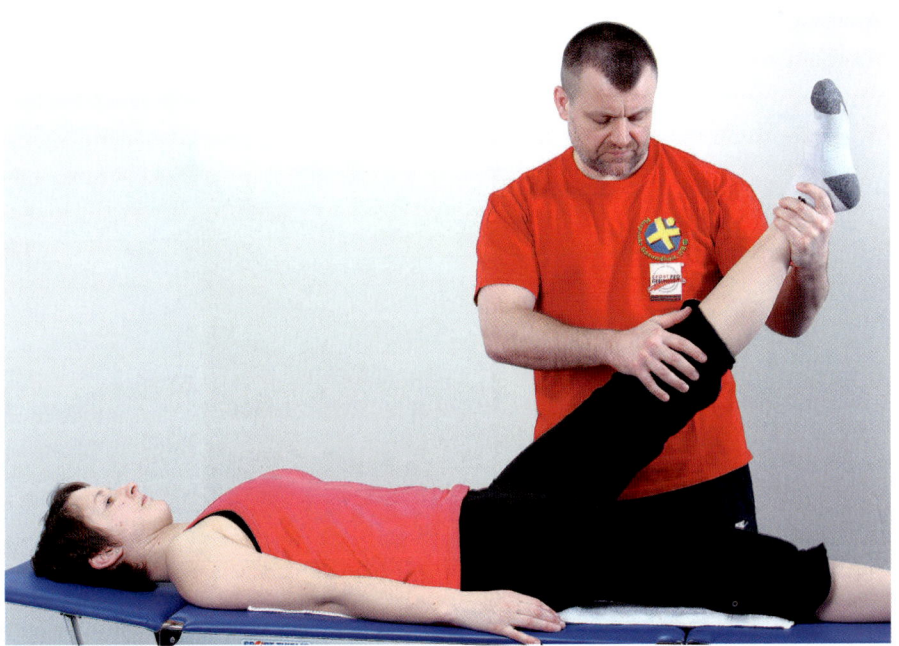

Abb. 60c: Beweglichkeitstest Beinbeuger schlecht (<90°)

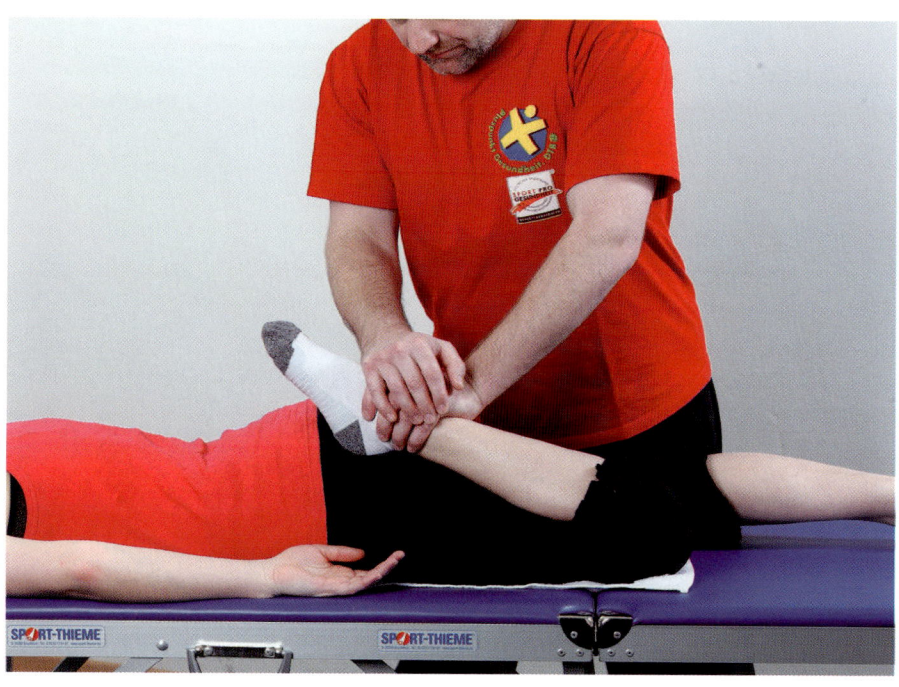

Abb. 60a: Beweglichkeitstest Beinstrecker gut (Ferse "taucht in Po ein")

6

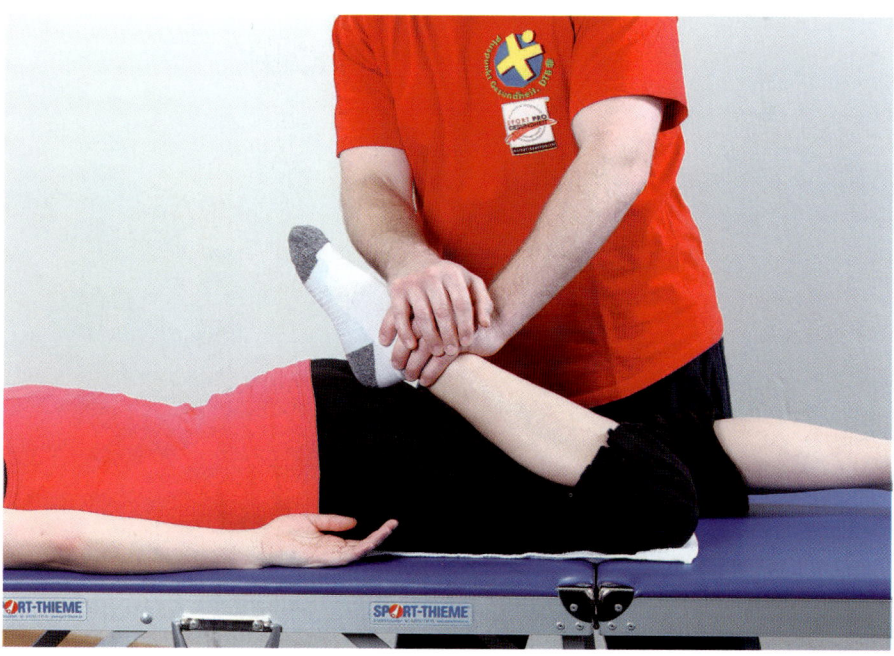

Abb. 60b: Beweglichkeitstest Beinstrecker normal (Ferse berührt Po)

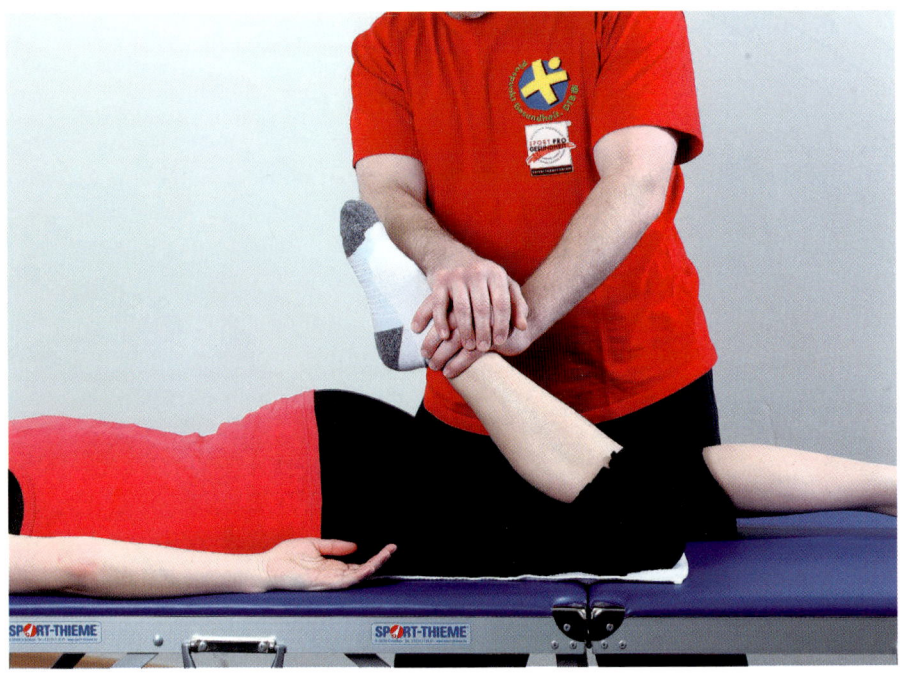

Abb. 60c: Beweglichkeitstest Beinstrecker schlecht (Ferse hat Abstand vom Po, in cm notieren)

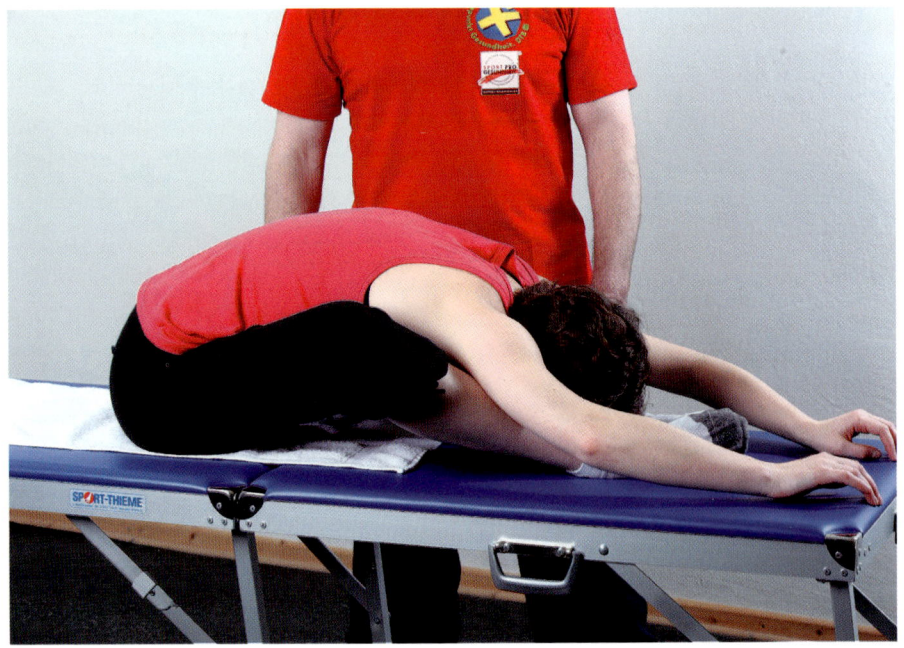

Abb. 60a: Beweglichkeitstest Rückenstrecker gut (Nase-Liege = 0 cm)

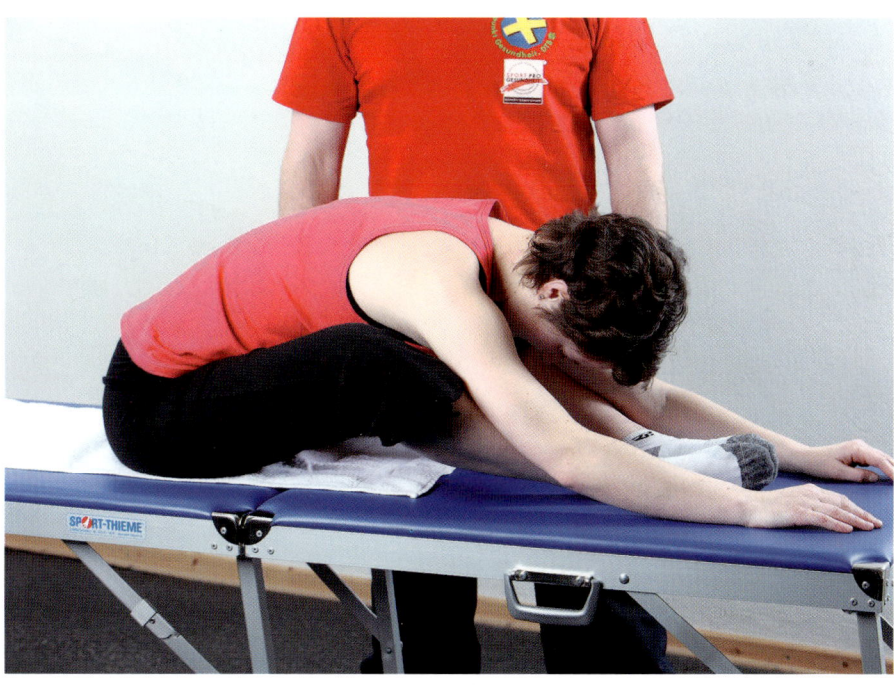

Abb. 60b: Beweglichkeitstest Rückenstrecker normal (Nase-Liege 10-15 cm)

6

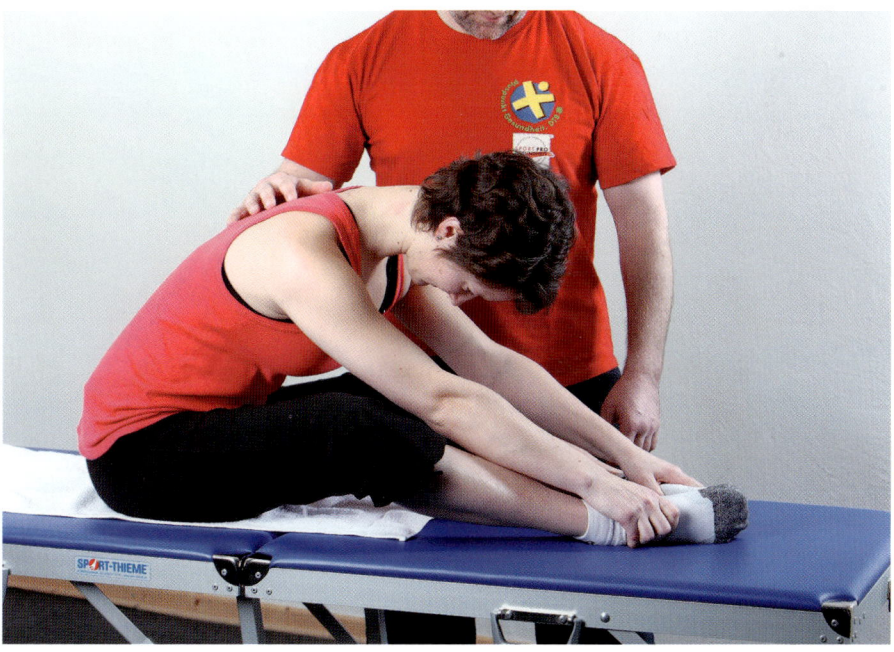

Abb. 60c: Beweglichkeitstest Rückenstrecker schlecht (Nase-Liege >15 cm)

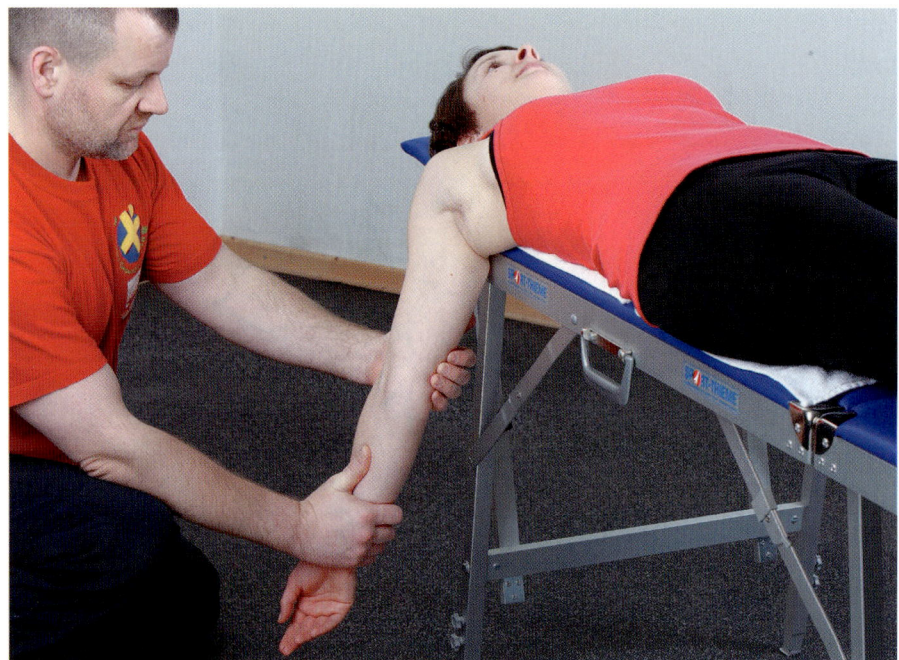

Abb. 61a: Beweglichkeitstest Brust gut (>45°)

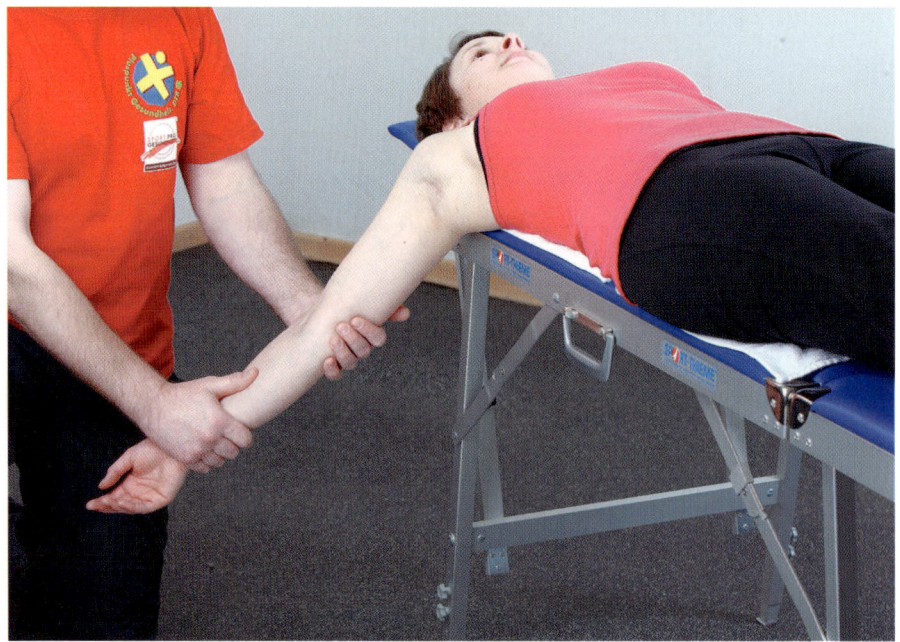

Abb. 61b: Beweglichkeitstest Brust normal (45°)

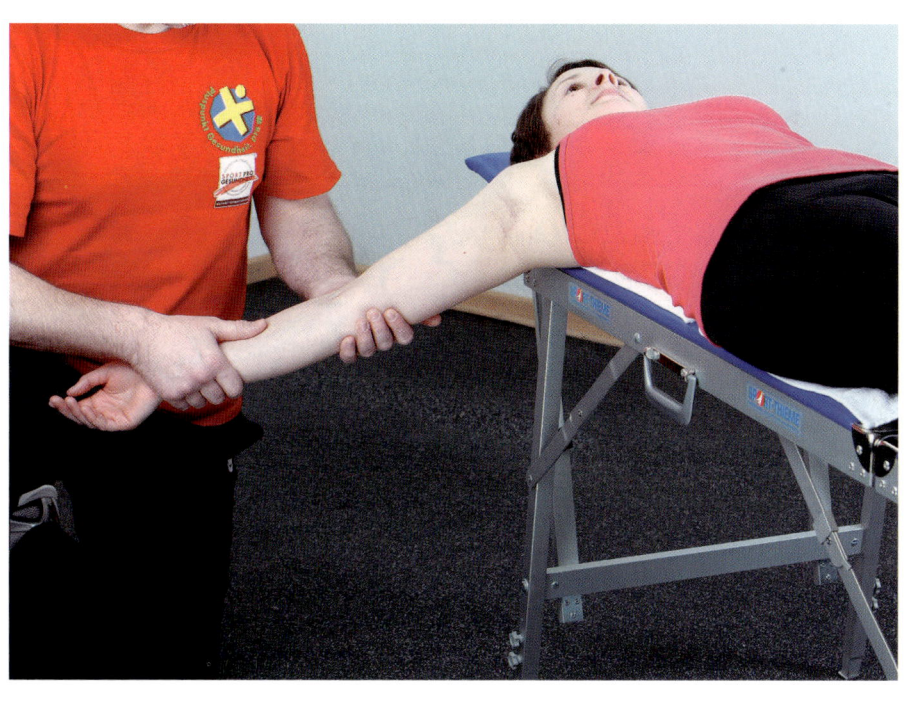

Abb. 61c: Beweglichkeitstest Brust schlecht (<45°)

6

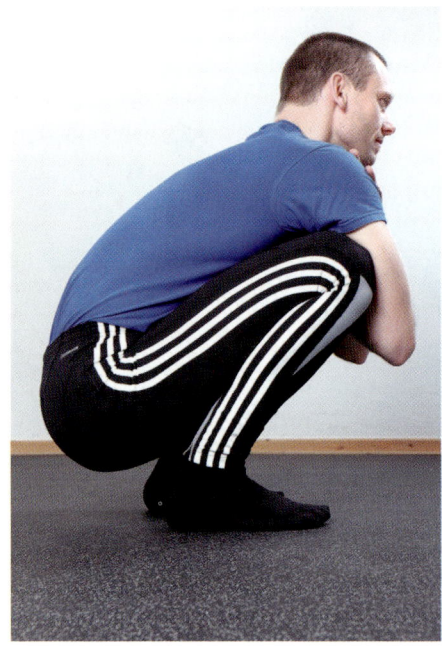

Abb. 62a: Beweglichkeitstest Wade gut (tiefer Sitz, Füße vollflächig am Boden)

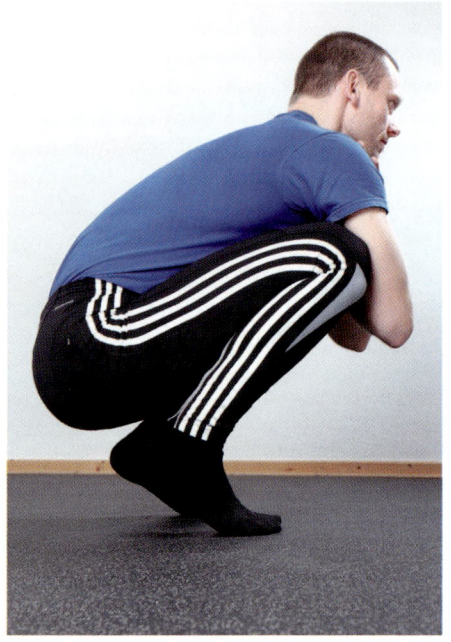

Abb. 62b: Beweglichkeitstest Wade schlecht (Ferse hebt ab)

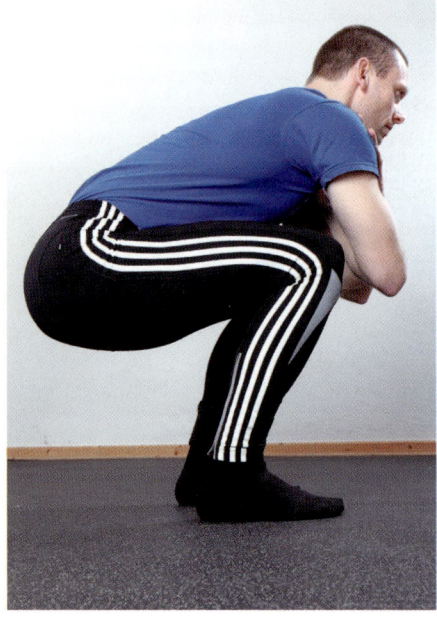

Abb. 62c: Beweglichkeitstest Wade schlecht (tiefer Sitz nicht möglich)

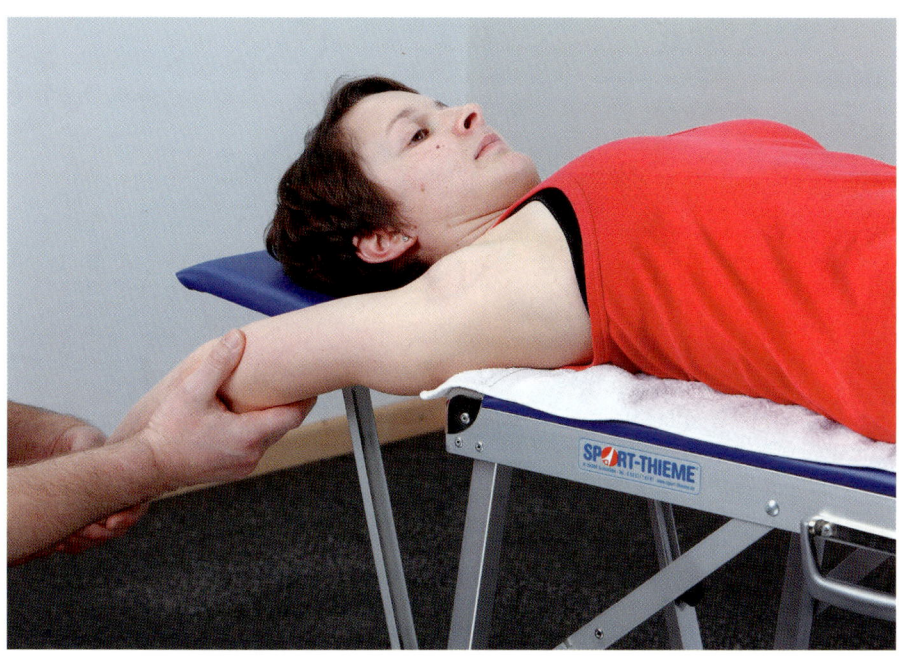

Abb. 63a: Beweglichkeitstest Schulter gut (Arm unter Tischniveau)

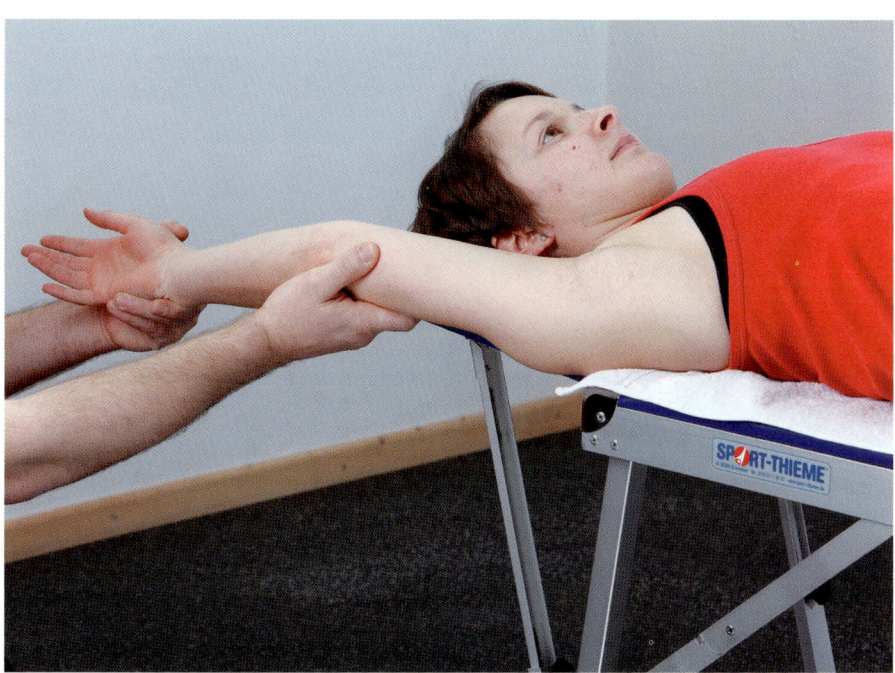

Abb. 63b: Beweglichkeitstest Schulter normal (Arm auf Tischniveau)

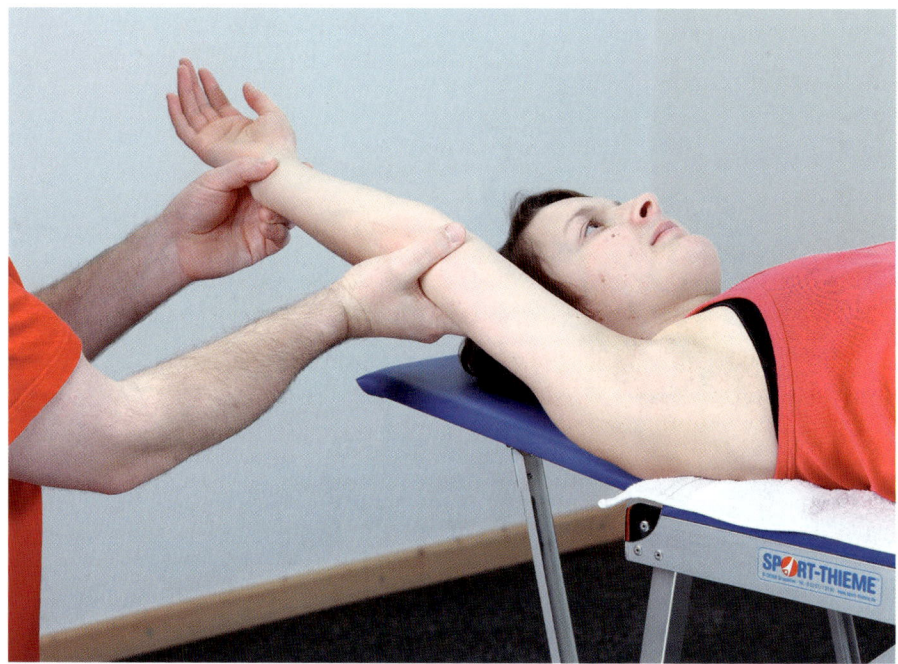

Abb. 63c: Beweglichkeitstest Schulter schlecht (Arm über Tischniveau)

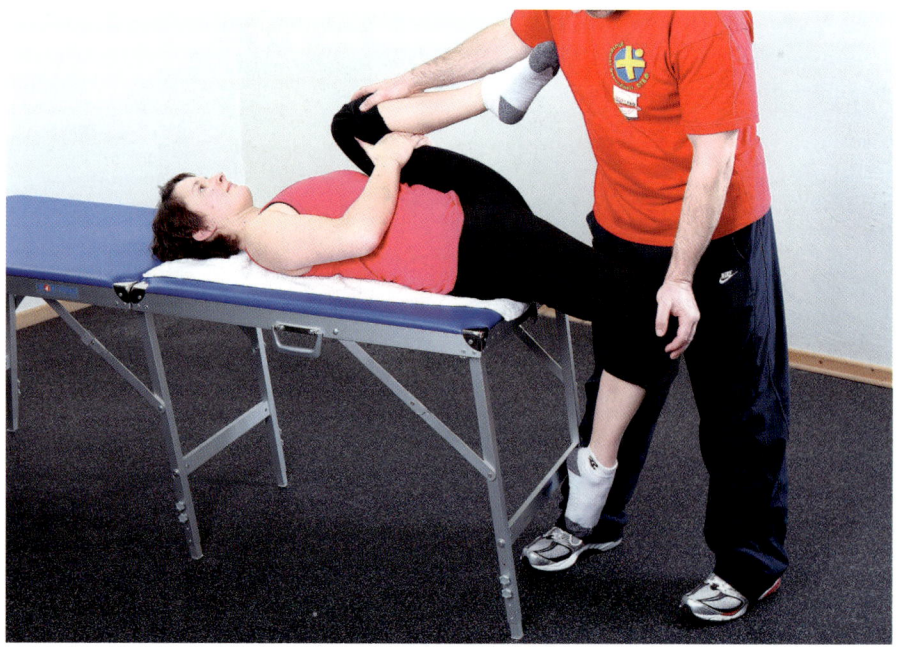

Abb. 64a: Beweglichkeitstest Hüftbeuger gut (Oberschenkel unter Tischniveau)

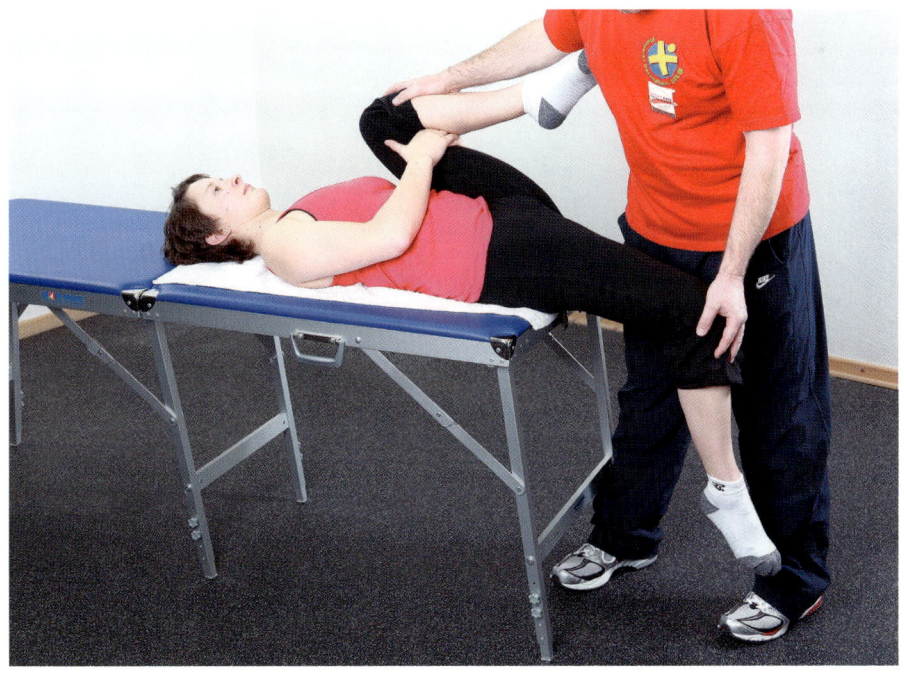

Abb. 64b: Beweglichkeitstest Hüftbeuger normal (Oberschenkel auf Tischniveau)

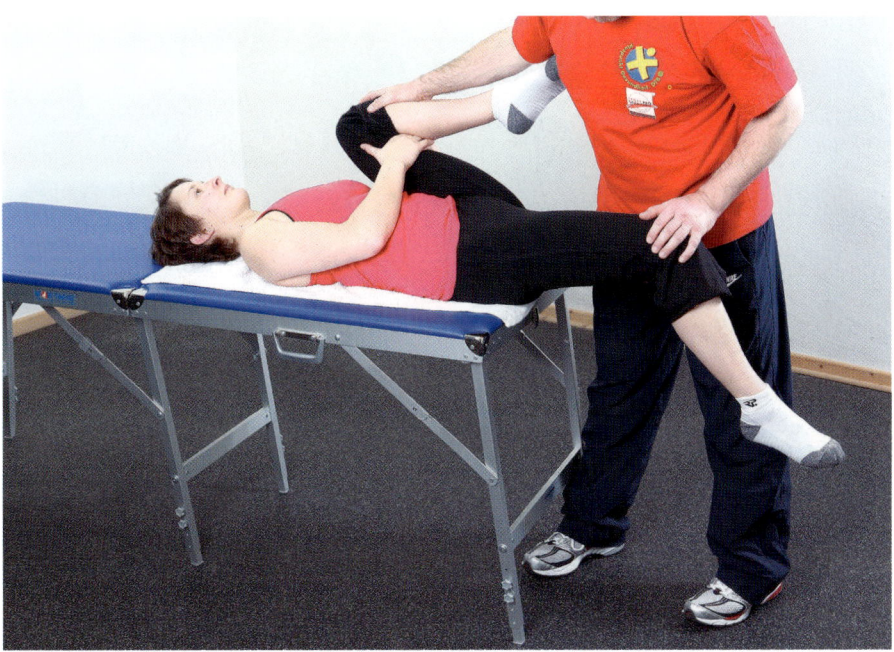

Abb. 64c: Beweglichkeitstest Hüftbeuger schlecht (Oberschenkel über Tischniveau)

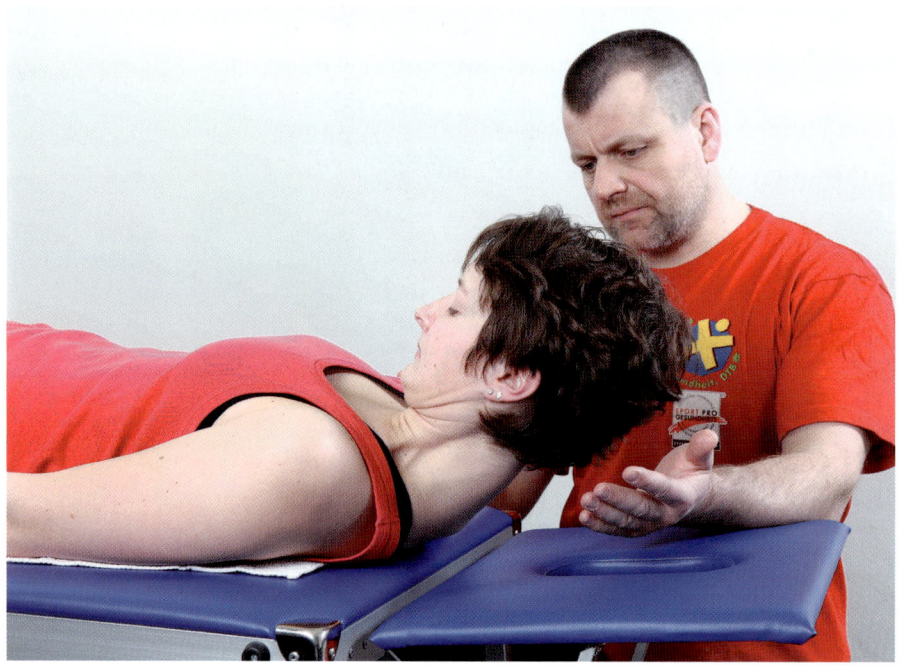

Abb. 65: Funktionstest Halswirbelsäule Flexion (schmerzfrei, ohne Schwindel)

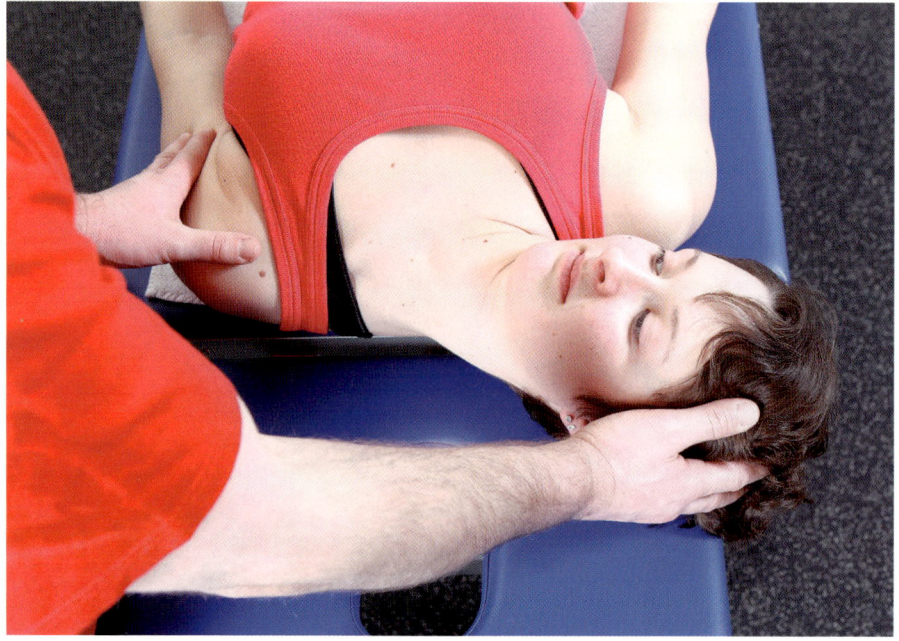

Abb. 66: Funktionstest Halswirbelsäule Lateralflexion (Norm 45°)

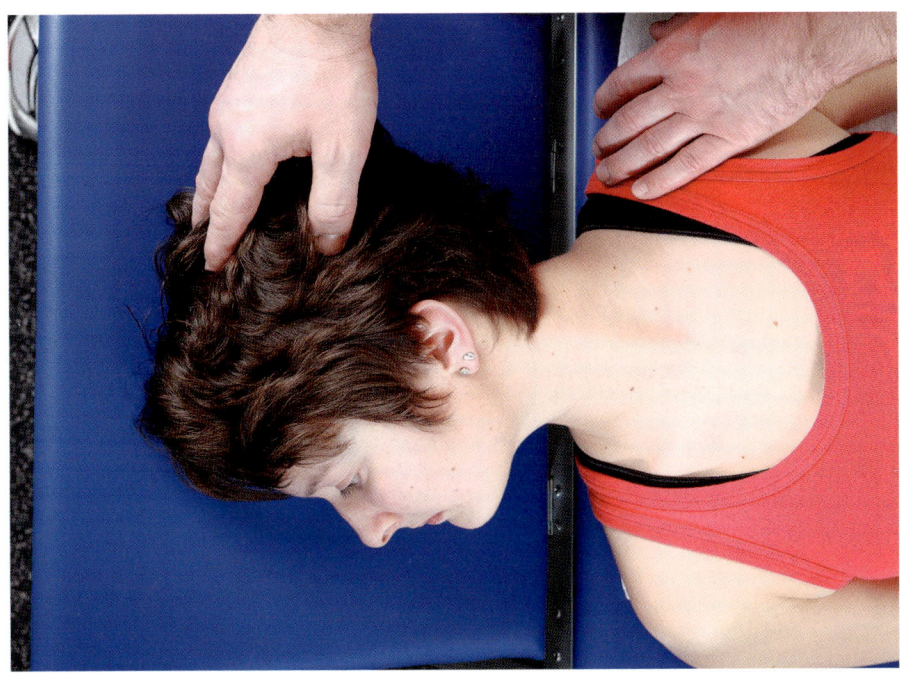

Abb. 67: Funktionstest Halswirbelsäule Rotation (Norm 70-80°)

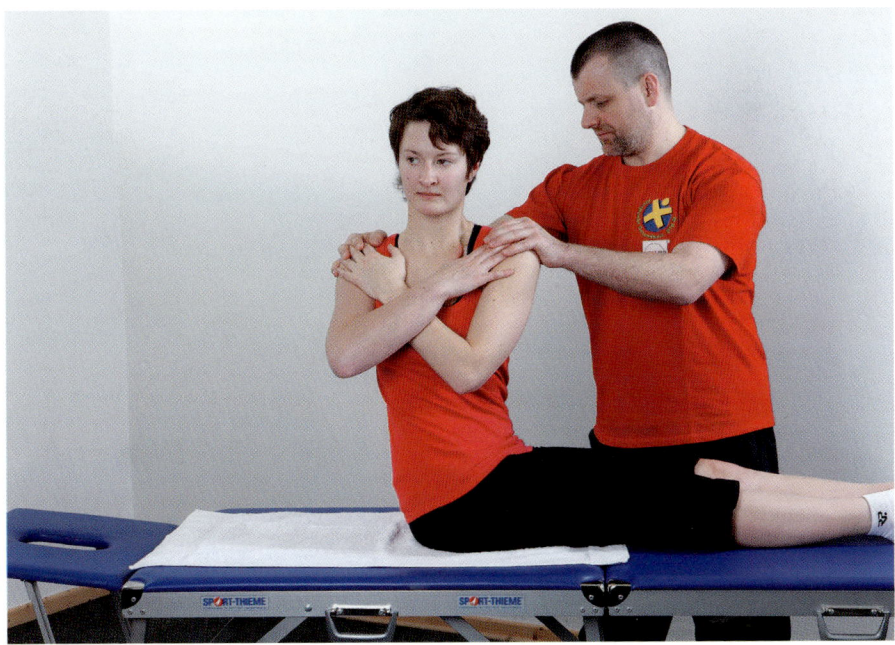

Abb. 68: Funktionstest Brustwirbelsäule Rotation (Norm 70-80°)

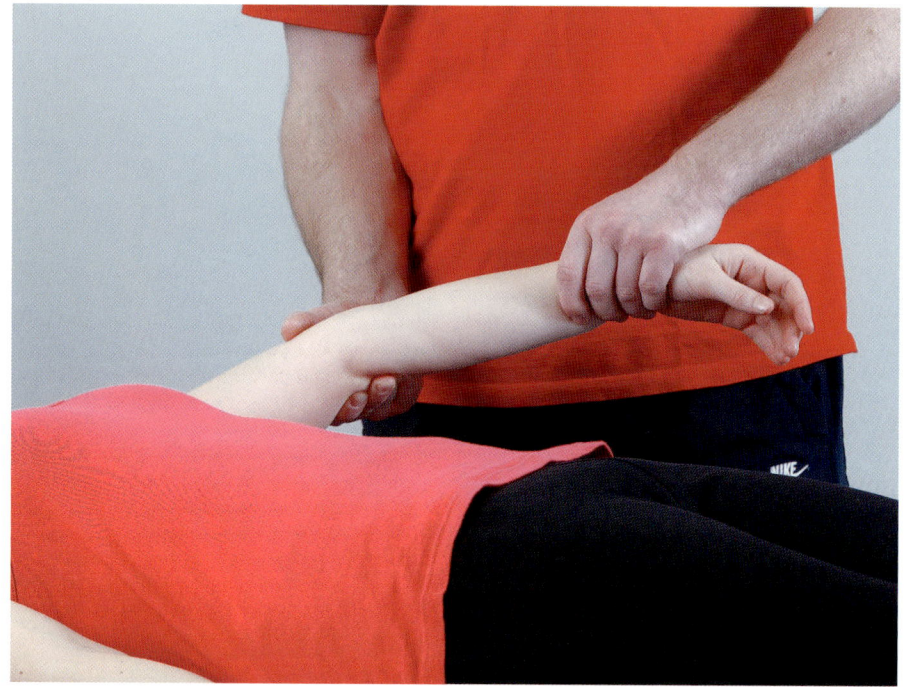

Abb. 69: Funktionstest Ellbogen (Norm 180°)

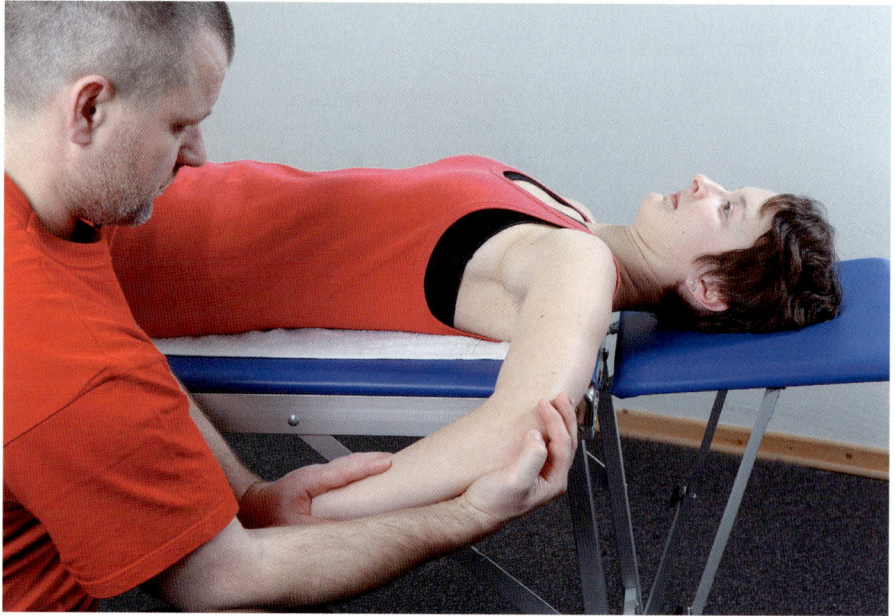

Abb. 70: Funktionstest Schulterinnenrotation (Norm 90°)

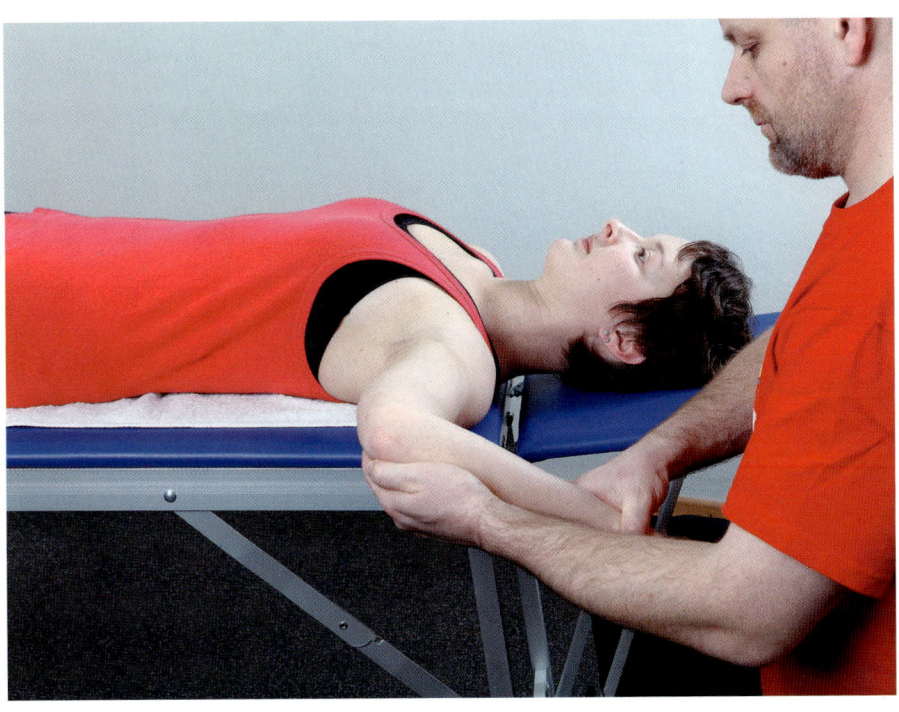

Abb. 71: Funktionstest Schulteraußenrotation (Norm 90°)

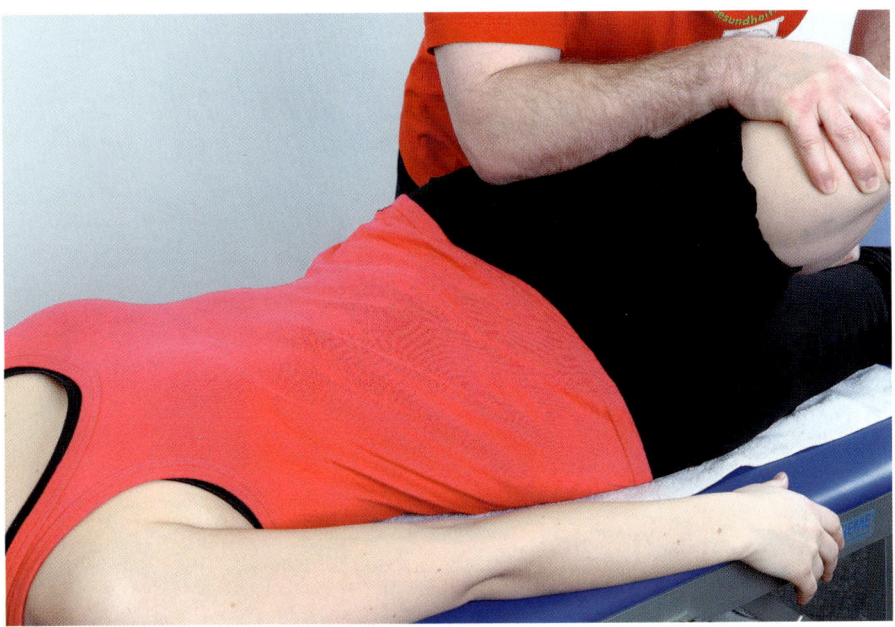

Abb. 72: Funktionstest Hüfte Adduktion in Beugung (schmerzfrei?)

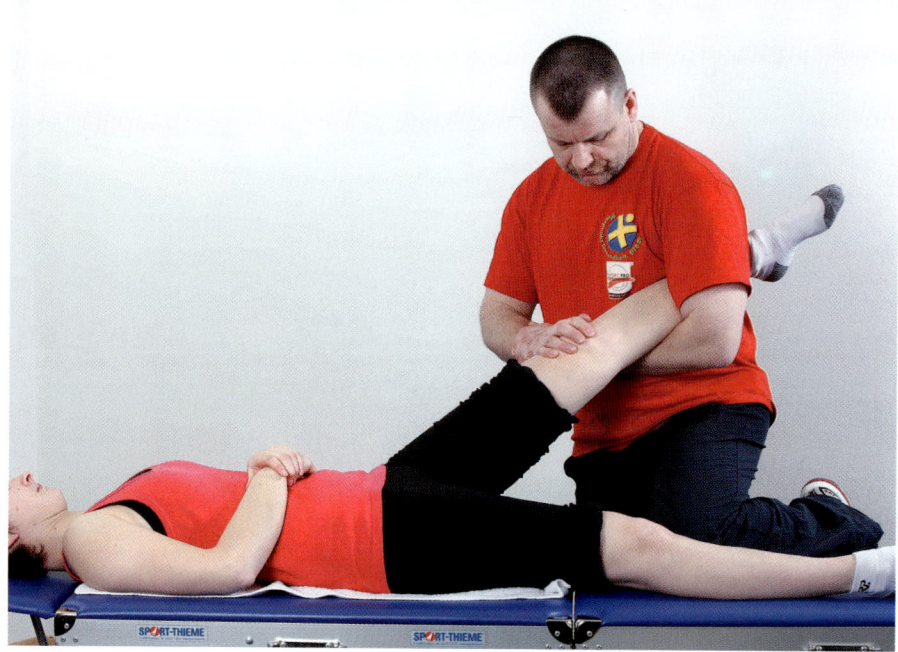

Abb. 73: Funktionstest Knie Innenbänder (schmerzfrei?)

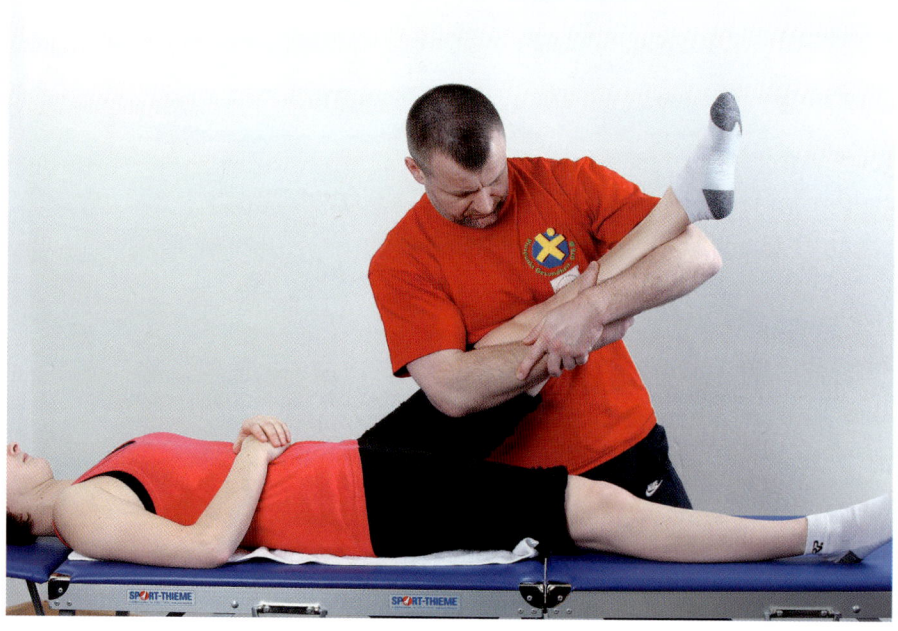

Abb. 74: Funktionstest Knie Außenbänder (schmerzfrei?)

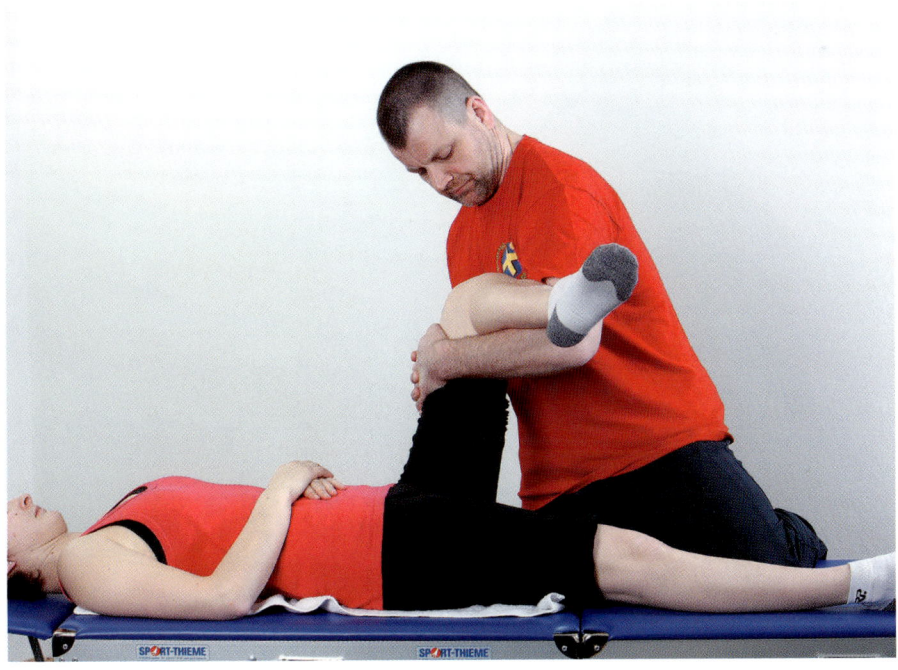

Abb. 75: Funktionstest Knie Innenmeniskus (schmerzfrei?)

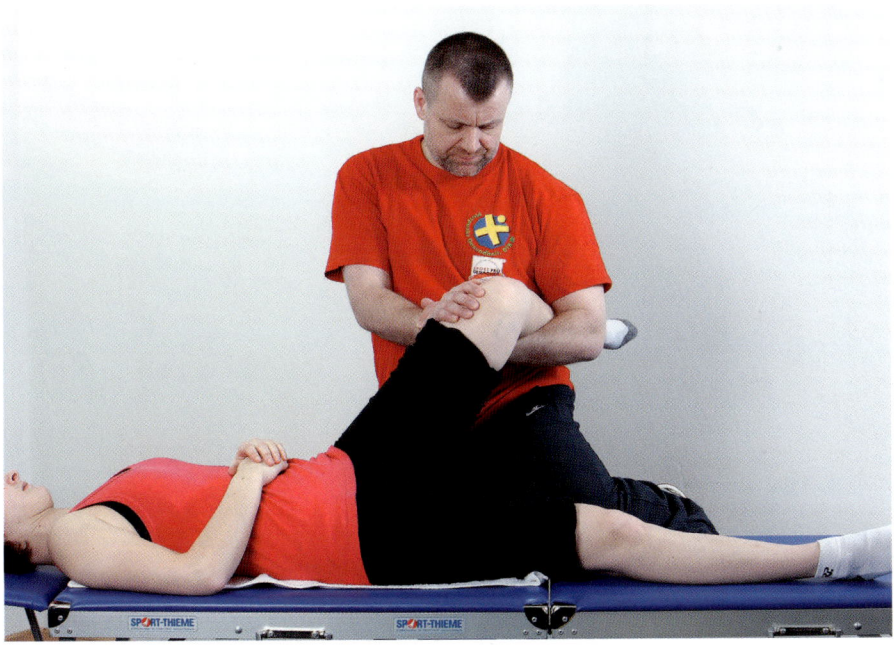

Abb. 76: Funktionstest Knie Außenmeniskus (schmerzfrei?)

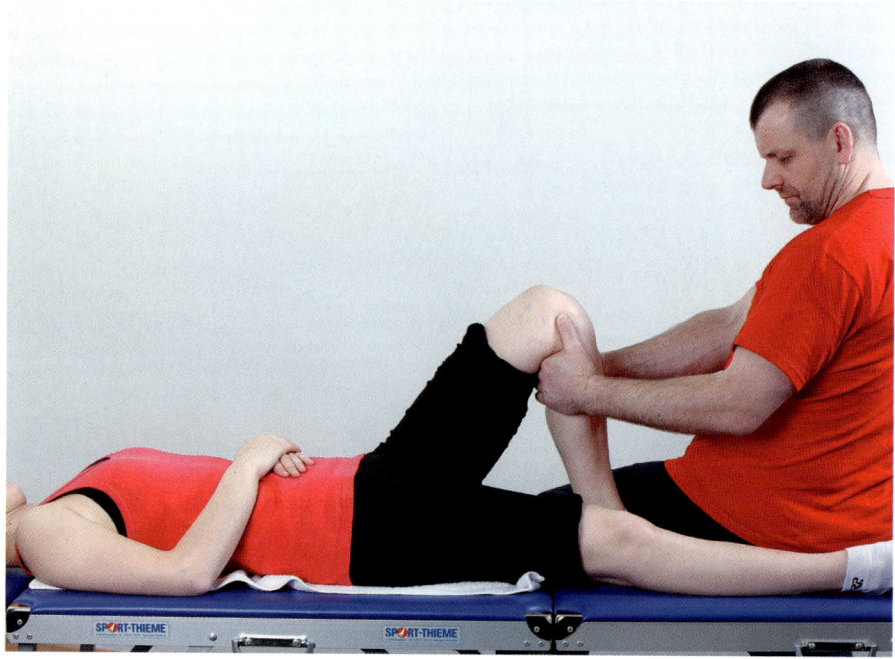

Abb. 77: Funktionstest Knie vordere Schublade (keine Schublade möglich?)

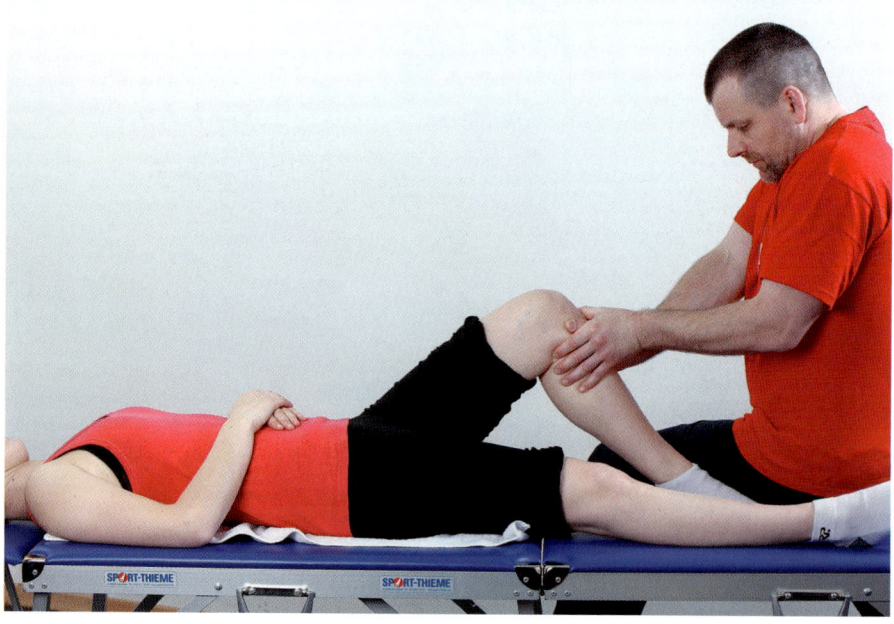

Abb. 78: Funktionstest Knie hintere Schublade (keine Schublade möglich?)

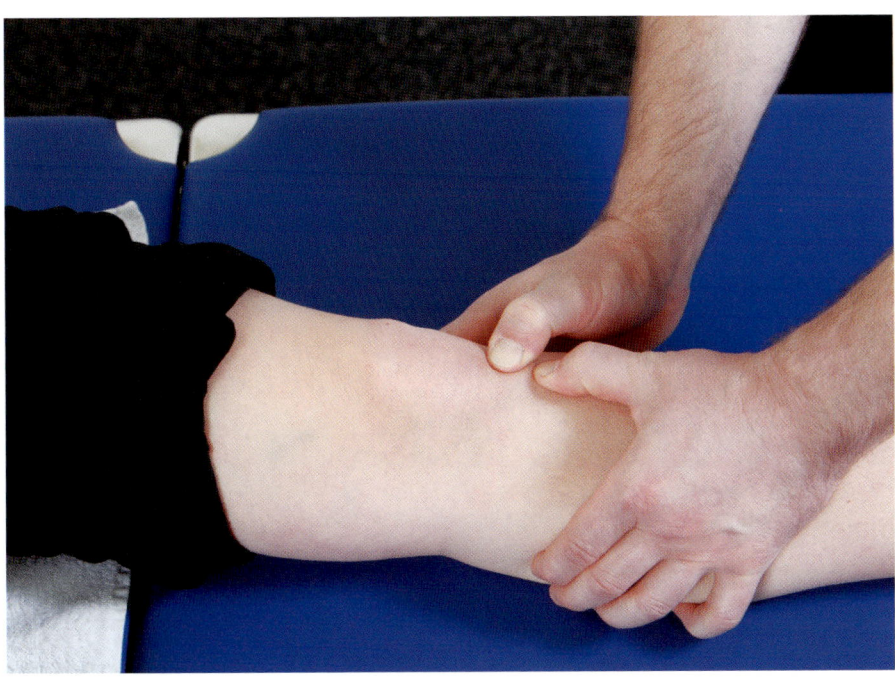

Abb. 79: Funktionstest Knie Patellasehne (schmerzfrei?)

6

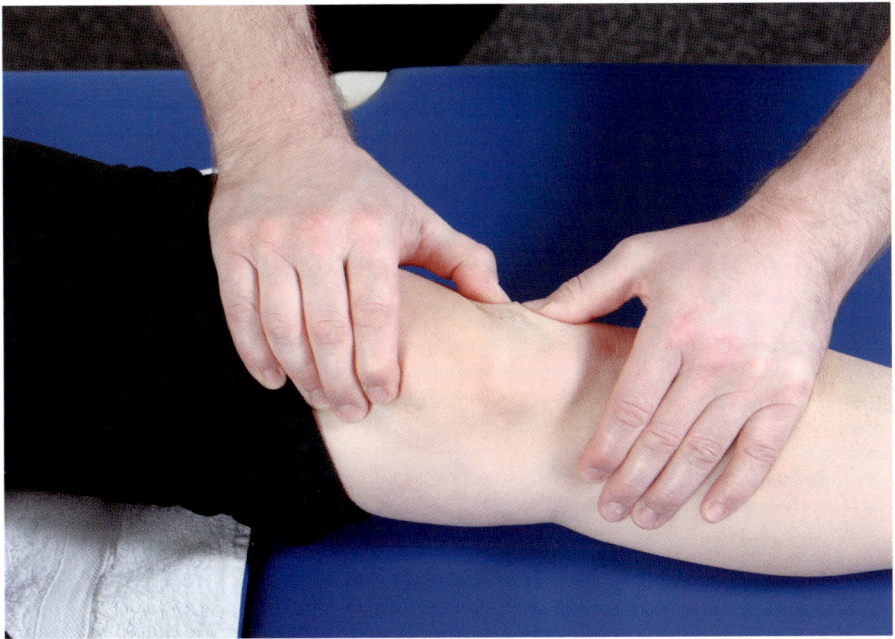

Abb. 80: Funktionstest Kniescheibe innen (schmerzfrei?)

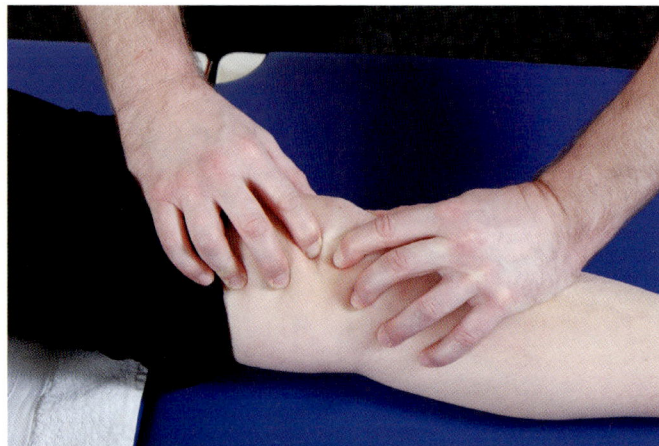

Abb. 81: Funktionstest Kniescheibe außen (schmerzfrei?)

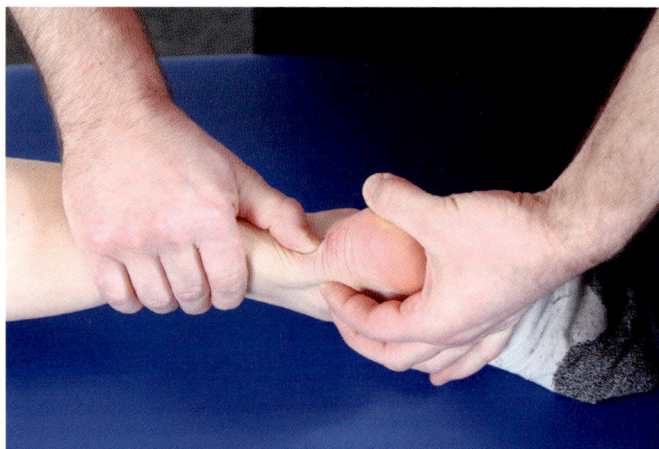

Abb. 82: Funktionstest Achillessehne (schmerz- frei?)

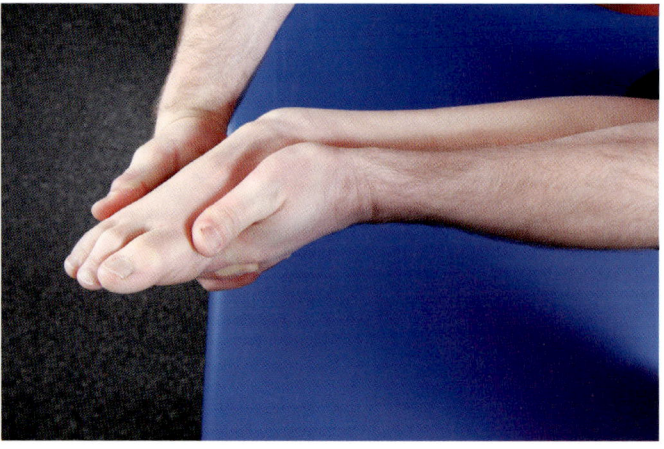

Abb. 83: Funktions- test Fuß Supination (schmerzfrei?)

6.2 Ausdauer

6.2.1 Trainingslehre Ausdauertraining

Einen sehr wichtigen Stellenwert nimmt das Training des Herz-Kreislauf-Systems ein. In vielen Fitnesscentern fristet das Herz-Kreislauf-(Cardio-)Training ein recht stiefmütterliches Dasein und ein paar lieblos in die Ecke gestellte Fahrradergometer dienen gerade mal dem Zweck einer Erwärmung. Ein gezieltes Cardiotraining ist eine gute Prophylaxe zur Verhinderung von Herz-Kreislauf-Erkrankungen und trainiert den Motor unseres Lebens – das Herz.

Der **Ruhepuls**, morgens noch im Bett liegend gemessen, ist ein erstes Indiz für die aktuelle Leistungsfähigkeit. Normalerweise sollte der Puls zwischen 60 und 80 Schlägen pro Minute liegen. Ist der Puls hier bereits trotz mehrfacher Messung deutlich erhöht, kann man Rückschlüsse auf eine eher weniger ausgeprägte Leistungsfähigkeit ziehen. Spitzensportler hingegen haben Ruhepulswerte im Bereich von 40 Schlägen pro Minute, in Extremfällen gar im Bereich von 20-30 Schlägen pro Minute. Der Ruhepuls ist trainierbar, da er mit zunehmender Leistungsfähigkeit abnimmt und so ein Hinweis auf den Erfolg des Trainings darstellt.

6

Der Eingangspuls liegt nur unwesentlich über dem Ruhepuls und wird vor Beginn des Sports/der körperlichen Anstrengung gemessen. Beginnt der Sportler nun, sich körperlich zu betätigen, steigt der Puls (die Herzfrequenz) je nach Sauerstoffbedarf des Körpers an und es ergibt sich ein **Trainingspuls**. Die entscheidende Frage ist nun, welcher Trainingspuls welchen Effekt hat und was das Ziel des Trainierenden ist. Um hierzu eine Aussage machen zu können, ist es erforderlich, zunächst die **maximale Herzfrequenz** (max. HF) des Trainierenden zu kennen. Sie dient als Berechnungsgrundlage für die verschiedenen Zielsetzungen.

Die in der Literatur oftmals angegebenen Formeln zur Berechnung der maximalen HF sind hierbei allerdings abzulehnen, da sie allenfalls eine statistische Durchschnittserhebung, aber nicht den wirklichen individuellen Wert errechnen. Die Formeln berücksichtigen meist nur das Geschlecht und das Alter, teilweise noch eine geschätzte Leistungsfähigkeit, aber in keinem Falle die Genetik des Einzelnen. Da der professionelle Trainer in jedem Fall ein Interesse daran hat, die aktuelle Leistungsfähigkeit seines Kunden zu ermitteln, kann er in vielen Fällen sicherlich auch einen Ausbelastungstest (Conconi, PWCmax) durchführen, um so die tatsächliche maximalen HF zu ermitteln. Ist die maximalen HF ermittelt, kann nun je nach Zielsetzung der erforderliche Trainingspuls errechnet werden.

Für einen gesunden Organismus kann bei einer Intensität von unter 60 % nicht ernsthaft von Training gesprochen werden. Eine Intensität von knapp über 60 % wird der Sportler in der Regel als leicht bis minimal anstrengend empfinden und fördert damit aktiv seine Regeneration.

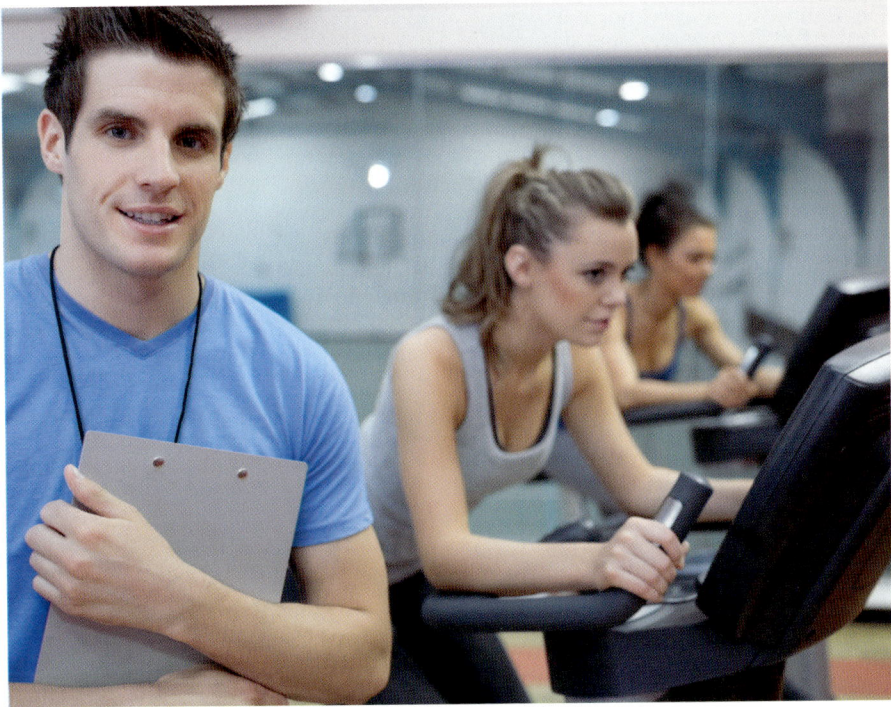

Abb. 84: Eine gute Trainingsplanung erleichtert die Betreuung.

In den Trainingswissenschaften wird ab einer Intensität von ca. 65 % der maximalen HF von der sogenannten *Grundlagenausdauer I* (GLA I) gesprochen. In diesem Bereich wird die Grundlagenausdauer und auch die Kraftausdauer entwickelt, die arbeitende Muskulatur wird kapillarisiert und es fallen geringfügige Mengen an Laktat (Milchsäure) an. Dieses Laktat wird gebildet, wenn Stoffwechselvorgänge im Körper ohne die ausreichende Zufuhr von Sauerstoff ablaufen. Aber noch während der laufenden Belastung wird dieses Laktat bereits wieder verstoffwechselt und die Blutkonzentration bleibt meist unter 2 mmol/l Blut. Die Energiebereitstellung wird hauptsächlich über den Fettstoffwechsel stattfinden, was aber nicht mit einem Fettabbau zu verwechseln ist.

Wird die Intensität auf über 75 % gesteigert, was der Sportler sicherlich als anstrengend bezeichnen wird, findet das Training im Bereich der *Grundlagenausdauer II* (GLA II) statt. Hier wird die Grundlagenausdauer weiter ökonomisiert und es findet ein gutes Herzmuskeltraining statt, d. h., der Herzmuskel bekommt überschwellige Reize und passt sich dieser Belastungsanforderung an. Der Laktatspiegel wird auf 2-4 mmol/l steigen und ist damit noch grenzwertig aerob. Die Energiebereitstellung erfolgt zunehmend über die Kohlenhydratspeicher und der Gesamtenergiebedarf steigt steil an.

In Bereichen von ca. 85 % der maximalen HF ist die anaerobe Schwelle (ANS) zu vermuten. Überschreitet der Sportler diese Schwelle, bildet er mehr Laktat, als er zeitgleich verstoffwechseln kann und die Übersäuerung der arbeitenden Muskulatur schreitet nun schnell voran. Ein sehr anstrengendes Training im Bereich um und über der ANS wird den Organismus zu einer „Auseinandersetzung" mit einer sehr hohen Laktatkonzentration weit über 4 mmol/l zwingen. Der Sportler lernt, eine höhere Toleranz (Pufferkapazität) gegenüber der Milchsäure aufzubauen und trotz zunehmender Übersäuerung den Leistungsabfall hinauszuzögern. Letztlich wird aber immer die Milchsäure als hoch entwickelte Schutzmaßnahme vor Überforderung des Körpers „gewinnen" und der Sportler muss seine Intensität drosseln, um sich der Übersäuerung zu beugen.

6

Trainingslehre - Cardio

Herzfrequenz	Borgskala	Chemie	% von max. Hf. bzw. ANS	Ziel
Ruhepuls				
Eingangspuls	6 (sehr, sehr leicht)			
	7 (sehr leicht)	**Aerob**	50 - 60 % von max. Hf.	Aufbautraining nach langer Pause/ Verletzung
	8 (sehr leicht)			
	9 (leicht)	Wasser (H_2O)		
	10 (leicht)	Kohlendioxid (CO_2)	60 - 65 % von max. Hf.	Regenerationstraining
	11 (minimal anstrengend)			
Trainingspuls (THf)	12 (etwas anstrengend)		65 - 75 % von max. Hf. 75 - 85 % von ANS	Grundlagenausdauer I (GLA I) (Fettstoffwechsel, Kapillarisierung)
	13 (etwas anstrengend)			
	14 (anstrengend)	Anaerobe Schwelle (ANS) (bei ca. 4 mmol/l Laktat)	75 - 85 % von max. Hf. 85 - 95 % von ANS	Grundlagenausdauer II (GLA II) (Kohlenhydratstoffw., Herzmuskeltr.)
	15 (anstrengend)			
	16 (sehr anstrengend)	**Anaerob**	> = 85 % von max. Hf. 95 - 110 % von ANS	ANS-Training (Pufferkapazität)
	17 (sehr anstrengend)	Wasser		
	18 (sehr, sehr anstrengend)	Kohlendioxid	bis 100 %	Wettkampf Test
	19 (überfordert)			
(max. Hf) maximale Herzfrequenz	20 (nicht leistbar)	Laktat		

Abb. 85: Trainingslehre Cardio

6.2.2 Trainingsmethoden im Ausdauerbereich

Der Klassiker unter den Trainingsmethoden ist die **konstante Dauermethode**. Die Herzfrequenz wird so lange gesteigert, bis die **Zielherzfrequenz** (ZHF) erreicht ist und das Tempo wird ohne Pause so lange gehalten, bis das Training beendet werden soll. An dieser Methode ist grundsätzlich nichts zu bemängeln, allerdings ist sie nicht gerade abwechslungsreich und wahrlich nur eine von vielen. Bei der **variablen Dauermethode** wird der Bereich der Zielherzfrequenz etwas größer gewählt und innerhalb des Trainings weiterhin ohne Pause das Tempo, die Trittfrequenz oder die Wattzahl variiert. Die Software einiger Gerätehersteller bietet entsprechende Hügelprogramme an, aber es kann natürlich auch per Hand gesteuert werden. Noch seltener sind in den Fitnessanlagen **extensive** oder **intensive Intervalltrainingsmöglichkeiten** anzutreffen. Das Herz-Kreislauf-System wird hierbei aber viel anspruchsvoller gefordert; diese Methode sollte von einem guten Trainer auf jeden Fall in die Trainingsplanung aufgenommen werden. Intervallmethoden sind durch einen Wechsel von Belastungs- und Erholungsphasen gekennzeichnet und lassen sich auf vielfältige Art und Weise gestalten. Exemplarisch sind in der folgenden Grafik einige Ideen dazu abgebildet. Die Wiederholungs- und die Wettkampfmethode sind sicherlich mehr im leistungsorientierten Bereich anzutreffen und sollen hier nicht weiter ausgeführt werden.

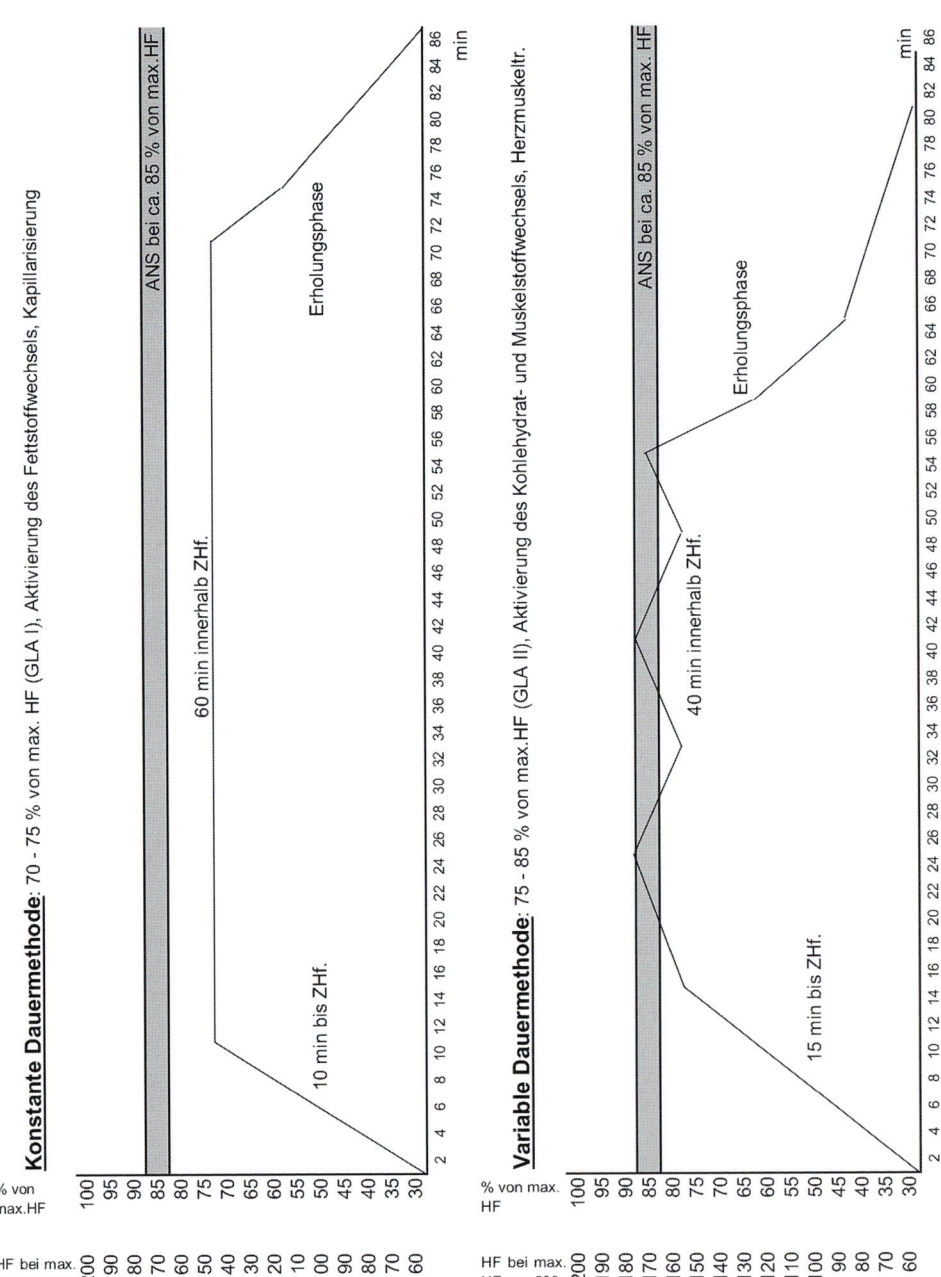

Konstante Dauermethode: 70 - 75 % von max. HF (GLA I), Aktivierung des Fettstoffwechsels, Kapillarisierung

ANS bei ca. 85 % von max.HF

Erholungsphase

60 min innerhalb ZHf.

10 min bis ZHf.

% von max.HF

HF bei max. HF von 200

Variable Dauermethode: 75 - 85 % von max.HF (GLA II), Aktivierung des Kohlehydrat- und Muskelstoffwechsels, Herzmuskeltr.

ANS bei ca. 85 % von max.HF

Erholungsphase

40 min innerhalb ZHf.

15 min bis ZHf.

% von max. HF

HF bei max. HF von 200

Abb. 86: Trainingsmethoden 2

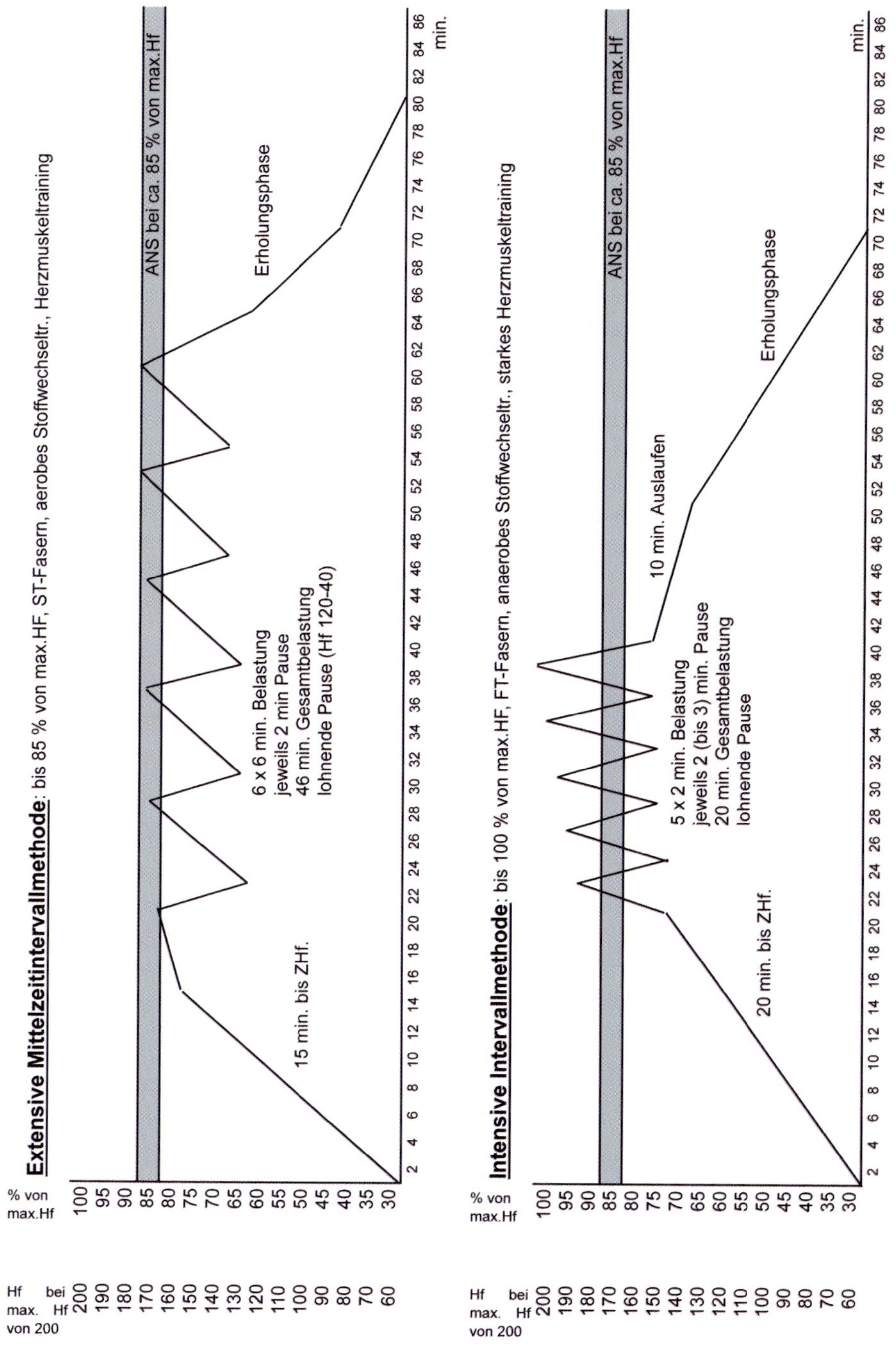

Extensive Mittelzeitintervallmethode: bis 85 % von max.HF, ST-Fasern, aerobes Stoffwechseltr., Herzmuskeltraining

ANS bei ca. 85 % von max.Hf

Erholungsphase

6 x 6 min. Belastung
jeweils 2 min Pause
46 min. Gesamtbelastung
lohnende Pause (Hf 120-40)

15 min. bis ZHf.

% von max.Hf: 100 95 90 85 80 75 70 65 60 55 50 45 40 35 30

Hf bei max. Hf von 200: 200 190 180 170 160 150 140 130 120 110 100 90 80 70 60

2 4 6 8 10 12 14 16 18 20 22 24 26 28 30 32 34 36 38 40 42 44 46 48 50 52 54 56 58 60 62 64 66 68 70 72 74 76 78 80 82 84 86 min.

Intensive Intervallmethode: bis 100 % von max.HF, FT-Fasern, anaerobes Stoffwechseltr., starkes Herzmuskeltraining

ANS bei ca. 85 % von max.Hf

10 min. Auslaufen

Erholungsphase

5 x 2 min. Belastung
jeweils 2 (bis 3) min. Pause
20 min. Gesamtbelastung
lohnende Pause

20 min. bis ZHf.

% von max.Hf: 100 95 90 85 80 75 70 65 60 55 50 45 40 35 30

Hf bei max. Hf von 200: 200 190 180 170 160 150 140 130 120 110 100 90 80 70 60

2 4 6 8 10 12 14 16 18 20 22 24 26 28 30 32 34 36 38 40 42 44 46 48 50 52 54 56 58 60 62 64 66 68 70 72 74 76 78 80 82 84 86 min.

6

Abb. 87: Trainingsmethoden 1

6.2.3 Zusammenfassung Trainingsmethoden und -ziele im Ausdauerbereich

- **Regenerationstraining**

  Unterstützung der Regeneration

  60-65 % von maximaler HF

  Laktat < 1,5 mmol/l

- **Konstante extensive Dauermethode**

  GLA I (65-75 % von maximaler HF)

  Entwicklung der Grundlagen-/Kraftausdauer

  Kapillarisierung

  Laktat < 2 mmol/l

- **Konstante intensive Dauermethode**

  GLA II (75-85 % von maximaler HF)

  Ökonomisierung der GLA

  Herzmuskeltraining

  Laktat 2-4 mmol/l

- **Variable Dauermethode**

  Fahrtspiel (GLA II und ANS-Training)

  Ökonomisierung der GLA

  Starkes Herzmuskeltraining

  Laktat 3-7 mmol/l

■ **Extensive Intervallmethode**

GLA I, II und ANS

Wechsel von Belastung und Pause

Ökonomisierung der GLA

Herzmuskeltraining

Laktat 2-7 mmol/l

■ **Intensive Intervallmethode**

GLA II und ANS bis maximaler HF

Starkes Herzmuskeltraining

Verschieben der ANS

Erhöhung der Pufferkapazität für Laktat

Laktat über 6 mmol/l

■ **Wiederholungsmethode**

Wiederholtes Durchlaufen aller Stoffwechselwege

Ausprägung der wettkampfspezifischen Ausdauer

■ **Wettkampfmethode**

Erleben der Wettkampfsituation

Standortbestimmung

6

6.2.4 PWC-Test (130, 150, 170, max)

PWC steht für **Physical Working Capacity** bzw. frei übersetzt **körperliche Leistungs-fähigkeit**. Der PWC-Test ist recht einfach in der Ausführung und kann mit fast jedem herkömmlichen Fahrradergometer durchgeführt werden. Der Proband legt sich einen Brustgurt an, stellt den Fahrradergometer passend ein, hat ein Handtuch dabei und beginnt standardisiert mit 50 Watt Belastung. Nun wird alle 2 min die Belastung um 25 Watt gesteigert und zwar so lange, bis innerhalb einer Belastungsstufe die zuvor festgelegte HF überschritten wird.

Laut Literatur soll dabei für Personen bis 30 Jahre der PWC 170 oder PWCmax, für Personen bis 50 Jahre der PWC 150 und für Personen über 50 Jahre der PWC 130 zur Anwendung kommen.

Nach Überschreiten/Erreichen der HF wird mit der niedrigsten Belastung des Ergome-ters noch 5 min ausgeradelt, um die Erholungsfähigkeit zu beurteilen. Der Test sollte in jedem Fall abgebrochen werden, wenn sich der Proband unwohl fühlt, die HF oder der ggf. gemessene Blutdruck stark abfällt oder der Blutdruck 200/100 mmHg bei 100 Watt übersteigt (Belastungshypertonie).

Nach dem Test wird die absolute Leistungsfähigkeit in eine relative Leistungsfähigkeit umgerechnet. Das bedeutet, dass die beim Zielpuls erreichte absolute Leistung in Watt noch durch das Körpergewicht geteilt werden muss. Damit erhält man dann die maß-gebliche relative Leistung in Watt/kg Körpergewicht. Dieses Verfahren ist erforderlich, um eine Beziehung zwischen dem Gewicht des Körpers und der Leistungsfähigkeit des Herzens herzustellen. Ein 50 PS Motor in einem VW Polo ist sicherlich in Ordnung, in einer großen Mercedes-Limousine eher weniger. Nach der Umrechnung auf Watt/kg kann die aktuelle Leistungs- und Erholungsfähigkeit des Probanden in der nachfolgenden Tabelle abgelesen werden.

Damit ist der PWC-Test ein guter, schneller und einfacher Test zur Ermittlung der unge-fähren aktuellen Leistungsfähigkeit. Für Sportler mit einem etwas höheren Anspruch ist der PWC-Test jedoch nicht aussagekräftig genug. Der Test stellt keine Ausbelastung dar (außer PWCmax) und dadurch fehlt die maximale HF als sehr wichtige Berech-nungsgrundlage für das spätere Training. Auch kann über den PWC-Test keine anaerobe Schwelle ermittelt werden.

Auswertung PWC-Test

Test		Bewertungsnormen (Watt/kg)					
		Schlecht	Norm	Gut	Sehr gut	Hervorragend	Leistungssport
PWC 130	m	1,1	1,5	1,9	2,4	2,9	
	w	1,0	1,3	1,6	2,0	2,5	
PWC 150	m	1,5	2,0	2,5	3,0	3,5	
	w	1,2	1,6	2,0	2,4	2,9	
PWC 170	m	2,0	2,5	3,0	3,5	4,0	
	w	1,6	2,0	2,4	2,9	3,4	
PWC max.	m	2,5	3,0	3,5	4,1	4,6	> 6,2
	w	2,1	2,6	3,0	3,5	3,8	> 5,4

Bewertung PWCmax bei Männern > 30 Jahre - 1 %/Jahr, bei Frauen > 30 Jahre - 0,8 %/Jahr

Abfall der HF	Bewertung
Unter 20	schlecht
20-30	mäßig
30-35	ausreichend
35-40	gut
45-50	sehr gut
Über 50	ausgezeichnet

Bewertung des Erholungspulses 5 min. nach Testende für PWC 170

Abb. 88: Auswertung PWC-Test

6

6.2.5 Conconi-Test

Der originale **Conconi-Test** wurde durch den italienischen Biochemiker und Amateur-Radrennfahrer Francesco Conconi entwickelt und durch langjährige Erfahrung des Autors dieses Buches für die Durchführung auf dem Fahrradergometer und dem Laufband in einem Fitnessstudio modifiziert. Dieser Test ist in seiner Durchführung etwas komplizierter als ein PWC-Test und für den Probanden als Ausbelastungstest auch zweifelsohne anstrengender, aber in seiner Auswertung deutlich aussagekräftiger.

Jeder gesunde Organismus kann ohne irgendwelche Gefahren das Herz-Kreislauf-System bis an seine maximale Belastungsgrenze fordern. Wenn der Trainer während der Testvorbereitung bzw. Testdurchführung, wie bereits beim PWC-Test beschrieben, alle möglichen Abbruchkriterien berücksichtigt, spricht grundsätzlich nichts gegen einen Ausbelastungstest, das Einverständnis des Probanden vorausgesetzt. Zunächst sollte der Trainer in Absprache mit den Probanden entscheiden, ob der Test auf dem Fahrradergometer oder dem Laufband durchgeführt werden soll. Je nachdem, wo das spätere Training hauptsächlich stattfinden soll, ist für einen Läufer eher das Laufband zu wählen und für den Radfahrer der Fahrradergometer. Da sich sowohl das Leistungsvermögen als auch die zu erreichende maximalen HF auf beiden Geräten unterscheiden wird, kommt dieser Entscheidung schon eine gewisse Bedeutung zu.

Der Test sollte im weitgehend erholten Zustand des Probanden stattfinden, also ohne hochintensives Training während der letzten Tage. Auch hier wird natürlich vor dem Test der Gesundheitsfragebogen besprochen und über das Testprotokoll ein erster Eindruck von der zu erwartenden Leistungsfähigkeit des Probanden gewonnen. Wie aus dem Testprotokoll zu ersehen ist, wird das Alter, das Gewicht, Uhrzeit/Datum, der Eingangspuls und der Blutdruck vor Testbeginn ermittelt und kann mit späteren Testverfahren verglichen werden. Der Trainer notiert alle ermittelten Werte im Testprotokoll, der Proband legt sich einen Brustgurt an und hält, wenn gewünscht, Getränk und Handtuch bereit.

Hier soll nun zunächst der mögliche Ablauf zur Durchführung eines **Fahrradergometertests** erläutert werden. Der Trainer entscheidet, mit welcher Eingangsbelastung er den Test für die ersten 10 min, die Aufwärmphase, einleiten möchte. Dazu stellt er bereits eine erste Schätzung an, wie er seinen Probanden leistungsmäßig einstuft.

Sieht er ihn als Anfänger und eher untrainiert, wählt er eine Eingangsbelastung von 0,5 Watt/kg für die ersten 10 min, d. h. ein 80 kg schwerer untrainierter Mann würde eine Eingangsbelastung von 40 Watt erhalten und so seine Aufwärmphase gestalten. Ist der Proband nach Einschätzung des Trainers etwas trainiert, wählt er 1,0 Watt/kg, also 80 Watt bei einem 80 kg schweren Mann. Treibt der Proband regelmäßig Ausdauersport, können auch bis zu 2,0 Watt/kg als Eingangsbelastung gewählt werden. Sieht der Trainer seinen Probanden genau in der Mitte der gerade beschriebenen Einstufungen, wählt er eine gerundete Wattzahl dazwischen. Wiegt eine Frau zum Beispiel 63 kg und treibt unregelmäßig Sport und der Trainer schwankt zwischen 0,5 Watt/kg und 1,0 Watt/kg, entscheidet er sich vielleicht für die Mitte und wählt letztlich 50 Watt als Eingangsbelastung.

Während der Proband nun mit seiner vom Trainer eingestellten Wattzahl sein Aufwärmen absolviert, hat der Trainer Zeit, auftretende Fragen zu beantworten, ggf. noch einmal die Einstellungen des Fahrrades zu verändern und dem Probanden eine von ihm gewählte Umdrehungszahl zuzuweisen, die während des gesamten weiteren Tests eingehalten werden muss. Dazu wird ein Zehnerbereich festgelegt, in dem sich der Trainierende aufhalten möchte. Die langsamste zu akzeptierende Umdrehungszahl ist dabei bei 60-70 Umdrehungen pro Minute (U/min). Diese recht langsame Umdrehungszahl ist allerdings nicht sehr empfehlenswert, da mit zunehmender Wattzahl der Tritt sehr schwerfällig wird. Mit 70-80 U/min kommen erfahrungsgemäß die meisten gut zurecht und dies könnte so vom Trainer empfohlen werden.

Sind recht hohe Wattzahlen zu erwarten und kommt jemand aus dem Rennradsport, werden teilweise auch deutlich höhere Drehzahlen gefahren. Wie auch immer der Proband sich innerhalb der ersten 10 min entscheiden mag, die Drehzahl sollte sich nun während des gesamten weiteren Testverlaufs in diesem Zehnerbereich bewegen und wird im Testprotokoll vermerkt. Im Testprotokoll wird ebenfalls vermerkt, ob mit oder ohne Schlaufe bzw. „eingeklinkt" gefahren wird. Herrscht eine ungewöhnlich hohe Luftfeuchtigkeit oder ist es sehr warm, ist auch dies eine Bemerkung im Protokoll wert, um eine spätere Auswertung und Vergleiche mit späteren Tests zu relativieren.

6

In einem weiteren Schritt legt der Trainer die Höhe der Belastungssteigerung fest. Die richtige Steigerung macht den Test gut auswertbar und vergleichbar. Die Belastung wird pro Minute erhöht, was bedeutet, dass die Einzelerhöhung nicht so stark ausfällt und eine Belastungsstufe auch „nur" eine Minute gehalten werden muss, um in die spätere Auswertung einzugehen. Ziel ist es, den Test in etwa so zu steuern, dass es ca. 12 Belastungsstufen gibt, d. h., der Test nach der Aufwärmphase ca. 12 min bis zum Leistungsabbruch andauert. Dadurch ist gewährleistet, einerseits diverse Messpunkte für die spätere Auswertung im aeroben und im anaeroben Bereich zu haben, andererseits den Test nicht endlos zu gestalten.

Um die richtige Belastungssteigerung zu wählen, nimmt der Trainer die abgebildete Auswertungstabelle zu Hilfe und schätzt die Leistungsfähigkeit seines Probanden grob ein. Handelt es sich zum Beispiel um einen 45-jährigen Mann (Max Müller) mit 80 kg Gewicht und einer geschätzten schwachen Leistungsfähigkeit, können wir aus der Tabelle entnehmen (Mann, 40-49 Jahre, schwach, 1,8-2,1 Watt/kg), dass er ca. 2 Watt/kg Körpergewicht leisten kann.

Unsere Vermutung ist also, dass er bei einem Gewicht von 80 kg bei ca. 160 Watt den Test abbrechen wird. Als Eingangsbelastung haben wir bei diesem Probanden 0,5 Watt/kg, also 40 Watt, gewählt. 40 Watt fährt er zum Aufwärmen, bei geschätzten 160 Watt ist Schluss. Ziehen wir von den zu erwartenden 160 Watt die Eingangsbelastung ab (also 160 − 40), verbleiben uns ca. 120 Watt als Steigerungsmöglichkeit für den Test. Wenn wir möchten, dass der Test in etwa 12 min dauert, teilen wir die verbleibenden 120 Watt durch 12 und kommen auf eine sinnvolle Belastungssteigerung von 10 Watt pro min. Zu kompliziert?

Geschätzte Maximalleistung:	2 Watt/kg = 160 Watt
Eingangsbelastung:	0,5 Watt/kg = 40 Watt
Steigerungsmöglichkeit:	160 – 40 = 120
Gewünschte Stufenzahl:	12
Watt pro Stufe:	120 : 12 = 10 Watt

Ein weiteres Beispiel. Ein Mann wiegt 75 kg, ist 28 Jahre jung und seit zwei Jahren trainiert er 3-4 x wöchentlich auf einem Fahrradergometer. Eingangsbelastung? Wie wäre es mit 1,5 Watt/kg gleich 110 Watt?

Belastungssteigerung? Die geschätzte Leistung laut Tabelle wird im Bereich gut bis sehr gut sein, also bei vielleicht 4,0 Watt/kg. Diese 4,0 Watt/kg, multipliziert mit seinen 75 kg, ergeben einen erwarteten Testabbruch bei 300 Watt. 300 Watt minus 110 Watt Eingangsbelastung ergeben 190 Watt Steigerungsmöglichkeit, geteilt durch die angestrebten 12 Belastungsstufen, ergibt eine Steigerung von 15 Watt pro min.

6

Geschätzte Maximalleistung:	4 Watt/kg = 300 Watt
Eingangsbelastung:	1,5 Watt/kg = 110 Watt
Steigerungsmöglichkeit:	300 – 110 = 190
Gewünschte Stufenzahl:	12
Watt pro Stufe:	190 : 12 = 15 Watt

Auch diese errechnete Belastungssteigerung wird im Testprotokoll vermerkt und die einzelnen Belastungsstufen können nun schon in der Spalte der Wattzahlen eingetragen werden. Im Falle unseres ersten Beispiels (Max Müller) starteten wir mit 40 Watt und möchten nun nach Ablauf der Aufwärmphase pro Minute um 10 Watt steigern, also Stufe zwei mit 50 Watt, Stufe drei mit 60 Watt, Stufe vier mit 70 Watt usw.

Das bisher Beschriebene hört sich zunächst einmal sehr kompliziert an, wird aber nach mehrfachem Üben schnell zur Routine. Nun hat der Trainer zunächst einen recht entspannten Job. Er steigert von Minute zu Minute die Wattzahl und trägt jeweils am Ende der abgelaufenen Minute die angezeigte HF in das Protokoll ein. Alle 2-3 Stufen befragt er den Probanden nach seinem aktuellen Befinden und bedient sich dazu der Borg-Skala. Der schwedische Professor G. Borg hat im Jahr 1962 diese Skala zur Einschätzung eines Belastungsempfindens entwickelt und die Zahlen von 6-20 jeweils mit einer Formulierung versehen.

Fällt dem Trainer sonst noch etwas auf, wie z. B. ein Übergang zur Mundatmung, ein Krallen am Lenker, das Aufstehen aus dem Sattel oder Ähnliches, trägt er es ebenfalls in die Spalte „Bemerkungen" ein. Zum Ende der Belastungsstufen dient der Trainer als Motivator und feuert den Probanden an, alles aus sich herauszuholen. Kann der Proband die Umdrehungszahl nicht mehr halten, notiert der Trainer die höchste registrierte HF und Wattzahl und reduziert die Belastung auf das Niveau von Stufe 1 des Tests. Nun kann der Proband langsam ausradeln und befindet sich in der Erholungsphase. Der Trainer notiert die Pulswerte 1, 3 und 5 min nach Belastungsabbruch und misst noch ein letztes Mal den Blutdruck. Der Conconi-Test ist beendet, der Proband kann absteigen und es geht weiter mit der Auswertung des Tests.

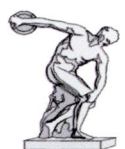

Conconi-/PWC-Testprotokoll

Testgerät: _____

Name:		Datum/Uhrzeit:	
Alter:		Eingangspuls:	S/min
Gewicht:	kg	Blutdruck:	mmHg

Testkriterien:

Eingangsbelastung:	Watt	Trittfrequenz:	U/min
Stufendauer:	min.	Pulsobergrenze:	S/min
Belastungssteigerung:	Watt	Bemerkungen:	

Testprotokoll:

Stufe	Watt	Herzfrequenz	Borg/RR/Bemerkungen
1 (min)			
2			
3			
4			
5			
6			
7			
8			
9			
10			
11			
12			
13			
14			
15			
16			
17			
18			
19			
20			
21			

Erholung: (Watt)

Herzfrequenz nach 1 min	Herzfrequenz nach 3 min	Herzfrequenz nach 5 min	RR nach 5 min
S/min	S/min	S/min	mmHg

Auswertung:

HF max		ANS	
Watt max		Watt ANS	
Watt/kg		Watt/kg ANS	
Beurteilung		Beurteilung	

Unterschrift Trainer:

Abb. 89: Conconi-Testprotokoll

6

Testauswertung

Abb. 90: Borg-Skala

6	sehr sehr leicht	
7	sehr leicht	
8	sehr leicht	
9	leicht	Reg.
10	leicht	Reg.
11	minimal anstrengend	Reg.
12	etwas anstrengend	GA I
13	etwas anstrengend	GA I
14	schwer	GA II
15	schwer	GA II
16	sehr schwer	ANS
17	sehr schwer	ANS
18	sehr sehr schwer	
19	überfordert	
20	nicht leistbar	rel. max HF.
Quelle	Prof. Dr. G. Borg, 1962	R. Kersten

Zunächst kann der Trainer die **relative maximale HF** notieren, die bei Testabbruch erreicht wurde. Sie wird deshalb relative maximale HF genannt, da auf einem Fahrradergometer in der Regel nicht die absolute maximale HF erbracht werden kann, da auf einem Fahrradergometer die Menge der eingesetzten Skelettmuskulatur nicht groß genug ist. Somit gilt die ermittelte HF nur für einen Fahrradergometer, nicht aber für einen Crosstrainer oder ein Laufband!

Dann kann der Trainer die höchste Wattzahl notieren, deren Stufe komplett bewältigt wurde, um anschließend das Verhältnis Watt zu Kilogramm Körpergewicht zu errechnen. In unserem Beispiel hat Max Müller mit 80 kg Gewicht 170 Watt geleistet. Das entspricht 2,1 Watt/kg und kann nun mit der Tabelle abgeglichen werden, um die erbrachte Leistung zu beurteilen.

Für eine ausreichende Erholungsfähigkeit, gekennzeichnet durch den möglichst raschen Pulsabfall nach Abbruch der Belastung, sollte nach einem Ausbelastungstest die HF innerhalb der ersten 5 min nach Testabbruch um mindestens ein Drittel reduziert sein. In unserem Beispiel wurde eine maximale HF von 176 erreicht, die nach 5 min auf 128 Schläge pro Minute abgesunken ist. Ein Drittel von 176 wären ca. 59 Schläge weniger, also 176 minus 59 gleich 117 Schläge pro Minute. Der Puls war allerdings noch bei 128 und entsprechend ist auch die Erholungsfähigkeit als eher schwach zu bewerten.

Die aus dem Testprotokoll ersichtlichen Blutdruckwerte waren bei allen Messungen im normalen Bereich. Die leichte systolische Erhöhung 5 min nach Testabbruch ist, bedingt durch die vorherige Belastung, normal. Eine diastolische Erhöhung durch Belastung sollte allerdings nicht vorkommen, wie auch schon beim PWC-Test beschrieben wurde (Abbruchkriterium).

Zusammengefasst haben wir, als Berechnungsgrundlage für unser späteres Training auf einem Fahrradergometer, eine relative maximale HF von 176 Schlägen pro min, eine schwache Erholungsfähigkeit, gute Blutdruckwerte und eine schwache Leistungsfähigkeit von 2,1 Watt/kg.

Was nun noch mit einigem Aufwand ermittelt werden kann, ist die **anaerobe Schwelle (ANS)**. Diverse Hersteller bieten hierzu eine Software an, die ohne Probleme die ANS ermittelt, sie kann aber auch anhand eines einfachen Diagramms zeichnerisch ermittelt werden. Wenn eine anaerobe Schwelle gefunden wird, sollte diese anstatt der maximalen HF als Berechnungsgrundlage der Trainingssteuerung gewählt werden, wie es auch aus der Übersicht Trainingslehre Cardio hervorgeht. Herr Conconi stellte fest, dass sich eine lineare Steigerung zeigt, wenn man die jeweiligen Zahlenpärchen von HF und Wattzahl in ein einfaches Diagramm einzeichnet. Steigert man also z. B. die Wattzahl um 20 und steigt die HF daraufhin um fünf Schläge, wird bei einer weiteren Steigerung um 20 Watt die HF wiederum um fünf Schläge ansteigen. Dieses Verhältnis bleibt so lange konstant, bis die anaerobe Schwelle erreicht ist: Dann knickt dieser lineare Verlauf ab und der anaerobe Verlauf wird angezeigt. Zur Verdeutlichung wurden die Daten von Max Müller in ein solches Diagramm übertragen und es wird deutlich, wie der ursprüngliche lineare Verlauf abknickt (Deflektionspunkt) und in einen zweiten Verlauf übergeht (s. S. 193).

Da die ANS durch Training verschoben werden kann und jeder Mensch eine leicht unterschiedliche Pufferkapazität für Laktat aufweist, ist es noch etwas genauer in der Trainingssteuerung, wenn die ANS ermittelt und nicht einfach bei 85 % der maximalen HF festgelegt wird.

Für einen **Laufbandtest** ist das Prozedere dem des Fahrradergometertests sehr ähnlich. Hier wird der Test allerdings nicht über die Trittfrequenz und Wattzahl gesteuert, sondern über die Laufgeschwindigkeit. Ein Laufbandtest sollte allerdings nur durchgeführt werden, wenn die Lauftechnik grundsätzlich in Ordnung ist und eine gewisse Grundkondition vorliegt! Im Fall von Max Müller könnte man (grenzwertig) einen Laufbandtest durchführen und würde ein Aufwärmen z. B. mit 6 km/h (schnelles Gehen) beginnen. Nach der 10-minütigen Aufwärmphase könnte man pro Minute um 0,4 km/h steigern, ausgehend von einem Testabbruch um 11 km/h. Die zu erwartende maximale HF wird über der des Fahrradergometertests liegen und dient entsprechend als Berechnungsgrundlage für ein Lauftraining.

Auswertung Coconi-Test auf dem Fahrradergometer

Männer   **Watt/kg bei Testabbruch**

Bewertung/Alter	15-19 Jahre	20-29 Jahre	30-39 Jahre	40-49 Jahre	50-59 Jahre	> 60 Jahre
Sehr gut	> 3,8	> 4,0	> 3,3	> 3,3	> 3,3	> 2,5
Gut	3,8 - 3,3	4,0 - 3,4	3,3 - 2,7	3,3 - 2,8	3,3 - 2,6	2,5 - 2,0
Genügend	3,2 - 2,8	3,3 - 2,8	2,6 - 2,2	2,7 - 2,2	2,5 - 2,2	1,9 - 1,7
Schwach	2,7 - 2,2	2,7 - 2,2	2,1 - 1,9	2,1 - 1,8	2,1 - 1,8	1,6 - 1,5
Sehr schwach	< 2,2	< 2,2	< 1,9	< 1,8	< 1,8	< 1,5

Frauen

Bewertung/Alter	15-19 Jahre	20-29 Jahre	30-39 Jahre	40-49 Jahre	50-59 Jahre	> 60 Jahre
Sehr gut	> 3,6	> 3,5	> 3	> 2,8	> 2,6	> 2,5
Gut	3,6 - 2,9	3,5 - 2,7	3 - 2,7	2,8 - 2,2	2,6 - 2,1	2,4 - 2,0
Genügend	2,8 - 2,5	2,6 - 2,4	2,6 - 2,3	2,1 - 1,9	2 - 1,8	1,9 - 1,7
Schwach	2,4 - 2,2	2,3 - 2,2	2,2 - 1,9	1,8 - 1,5	1,7 - 1,5	1,6 - 1,5
Sehr schwach	< 2,2	< 2,2	< 1,9	< 1,5	< 1,5	< 1,5

Abb. 91: Auswertung Conconi-Test

Trainingszustand	km/h
Sehr schlecht	9
Schlecht	10
Mangelhaft	11
Ausreichend	12
Befriedigend	13
Gut	14
Ausgezeichnet	15
Marathon-Landesmeister	19
Marathon-Weltrekordhalter	23,6

Abb. 92: Auswertung Conconi-Test

6.2.6 Umsetzung der Testergebnisse

Wie bereits mehrfach erwähnt, können bei unterschiedlichen sportlichen Betätigungen auch unterschiedliche relative maximale HF erreicht werden, je nachdem, wie groß der Anteil der beteiligten Skelettmuskulatur und deren Trainingszustand ist. Da es für die Sportpraxis im Studio unrealistisch wäre, für jedes Cardiogerät einen Extratest zu absolvieren, sollte aber zumindest die ermittelte HF vom Testgerät durch die folgende Tabelle auf andere Geräte umgerechnet werden. Zur Anwendung der Umrechnungstabelle geht man davon aus, dass ein Fahrradergometertest stattgefunden hat und der Trainierende auch an diversen anderen Geräten trainieren möchte.

Gerätetyp	Herzfrequenzanpassung	Beispiel (Max Müller)
Fahrradergometer	+/- 0	Ermittelte relative maximale HF 176
Sitzfahrradergometer	- 5	Vermutete relative maximale HF 171
Stepper	+ 7	Vermutete relative maximale HF 183
Crosstrainer	+ 10	Vermutete relative maximale HF 186
Ruderergometer	+ 10	Vermutete relative maximale HF 186
Laufband	+ 12	Vermutete maximale HF 188
Handkurbelergometer	Schwer schätzbar, aber deutlich niedriger	Vermutete relative maximale HF 140-160

Nach der Durchführung eines Conconi-Tests und der Anwendung der Umrechnungstabelle hat der Trainer nun diverse Herzfrequenzen, die ihm als Berechnungsgrundlage für seine Trainingsplanung dienen.

In Abhängigkeit von der Gesamttrainingszeit, die der Kunde im Vorgespräch zur Verfügung gestellt hat (z. B. 3 x wöchentlich 90 min), muss sich der Trainer entscheiden, welche Trainingsziele er mit welchem zeitlichen Aufwand, mit welcher Methode und an welchen Geräten in dem Trainingsplan umsetzen möchte. Dies gilt sowohl für das Kraft- als auch für das Cardiotraining. Die „Cardio-Zeit" kann auf gewünschte Geräte aufgeteilt werden und, ausgehend von den jeweiligen relativen maximale HF, der Trainingspuls je nach Trainingziel berechnet werden. Dazu sollten vorrangig Intensitäten aus den Bereichen von GLA I und II gewählt werden.

6.2.7 Fettverbrennung (Gewichtsreduktion)

Ein sehr häufig benanntes Ziel in einem Studio ist die Gewichtsreduktion. Gerade in diesem Bereich kursieren die wildesten Gerüchte um die sogenannte *Fettverbrennungs-zone*, in der die Pfunde nur so schmelzen. Leider trifft diese Annahme nicht zu, da nicht zwischen dem absoluten und dem relativen Fettverbrauch unterschieden wurde.

Ein Beispiel:

a) Eine Person läuft auf dem Laufband mit einer niedrigen Geschwindigkeit. Der Puls befindet sich in der Fettverbrennungszone (Puls = 120/min = 60 % der maximalen Herzfrequenz, die sich in diesem Beispiel bei HF 200 befindet). Bei dieser Belastung gewinnt der Körper ca. 80 % der benötigten Energie aus der Fettverbrennung und die restlichen 20 % aus der Verbrennung von Kohlenhydraten. Bei dem Training verbraucht der Körper ca. 8 Kilokalorien Energie pro Minute.

30 Minuten Training => 30 min x 8 kcal/min = 240 kcal Energieverbrauch

80 % von 240 kcal = 192 kcal

=> 192 kcal : 9 kcal/g

= 21 g Fett verbrannt

20 % von 240 kcal = 42 kcal

=> 42 kcal : 4 kcal/g

= 11 g Kohlenhydrate verbrannt

b) Auf einem anderen Laufband trainiert jemand mit einer höheren Geschwindigkeit und einem höheren Puls (Puls = 160/min = 80 % der maximalen Herzfrequenz). Bei dieser Belastung gewinnt der Körper ca. 50 % der benötigten Energie aus der Fett-verbrennung und die restlichen 50 % aus der Verbrennung von Kohlenhydraten. Bei diesem Training verbraucht der Körper ca. 18 Kilokalorien Energie pro Minute.

30 Minuten Training => 30 min x 18 kcal/min = 540 kcal Energieverbrauch

50 % von 540 kcal = 270 kcal

=> 270 kcal : 9 kcal/g

= 30 g Fett verbrannt

50 % von 540 kcal = 270 kcal

=> 270 kcal : 4 kcal/g

= 68 g Kohlenhydrate verbrannt

Fettverbrennungstraining vs. Grundlagenausdauer II

Fettverbrennungszone (a)

- HF 120 (60 % von max. HF = aerob)
- 240 kcal/30 min
- 21 g Fett (80 %)
- 11 g KH (20 %)
- Unterschwelliger Reiz für den Herzmuskel
- Kein „Nachbrenneffekt"
- Geringer Anstrengungsgrad

Grundlagenausdauer II (b)

- HF 160 (80 % von max. HF = aerob)
- 540 kcal/30 min
- 30 g Fett (50 %)
- 68 g KH (50 %)
- Überschwelliger Reiz für den Herzmuskel
- „Nachbrenneffekt"
- Hoher Anstrengungsgrad

Auf Grund des niedrigeren Energieverbrauchs des Körpers in Fall „a" ist die absolute Menge an verbranntem Fett niedriger als in Fall „b", obwohl relativ viel mehr Energie aus Fett gewonnen wurde.

Beim Abnehmen kommt es aber auf die absolute Menge an verbranntem Fett an. Obwohl bei steigender Belastung immer weniger Energie aus Fett gewonnen wird, erhöht sich der Gesamtkalorienverbrauch so stark, dass absolut mehr Fett verbraucht wird.

Sie sollten also sehr kritisch hinterfragen, was Sie bisher über Fettverbrennungspuls und Fettverbrennung gehört haben. Es kommt einzig und alleine auf die insgesamt verbrannten Kalorien an. Sie können also bei dem Puls trainieren, der für Sie angenehm ist. Für Anfänger wird der optimale Trainingspuls häufig niedriger sein, da die Kondition noch nicht ausreicht, um bei einem hohen Puls eine längere Zeit zu trainieren.

Beachten Sie, dass bei einem niedrigeren Puls viel länger trainiert werden kann als bei einem hohen Puls, d. h., Sie verbrennen mehr Kalorien, wenn Sie eine Stunde flott spazieren gehen, als wenn Sie 10 min laufen und dann abbrechen, weil Sie sich völlig verausgabt haben.

These: Die Fettverbrennung beginnt erst nach 30 min Training.

Auch diese Regel hält sich hartnäckig. Ihr Körper hat keinen zeitgesteuerten Schalter, der nach einer gewissen Zeit von einer Energiegewinnung auf eine andere umschaltet. Die Energiebereitstellung ist abhängig von der Intensität der Belastung. Mit steigender Belastung sinkt, relativ gesehen, die Energiegewinnung aus Fett und wird durch die Energiegewinnung aus Kohlenhydraten ergänzt. Auch wenn sich die relativen Anteile bei der Energiegewinnung verändern, gibt es immer ein Nebeneinander der Energiegewinnungsarten. Ein gewisser prozentualer Anteil von Fett wird also auch schon in Minute zwei verbrannt.

These: Während des Trainings nimmt man durch Fettverbrennung ab.

Fettverbrennung und Fettabbau müssen unbedingt strikt unterschieden werden. Trotz eines intensiven Trainings mit hoher Fettverbrennung muss das Körpergewicht sich nicht reduzieren. Ob man beim Training Energie aus Fett gewinnt oder nicht, sagt noch nichts darüber aus, ob man sein Körperfett reduziert. Das Körperfett wird sich nur reduzieren, wenn die Energiebilanz negativ ist, d. h., es werden über den Tag mehr Kalorien benötigt, als durch irgendeine Form von Energie zugeführt. Bei einer negativen Energiebilanz holt sich der Körper die fehlende Energie aus dem Körperfett. Um 1 kg Körperfett abzubauen, muss man ca. 7.000 Kilokalorien einsparen.

Beim Sport zählen nicht nur die Kalorien, die während des Trainings verbrannt werden. Das Training aktiviert den Stoffwechsel, sodass auch nach dem Training der Körper noch eine ganze Zeit mehr Kalorien als üblich verbrennt. Dieser Nachbrenneffekt hilft zusätzlich beim Abnehmen. Regelmäßiger Sport erhöht auch die Muskelmasse des Körpers. Muskeln verbrauchen mehr Energie als das übrige Körpergewebe. Dadurch erhöht sich der tägliche Energieverbrauch (Grundumsatz/GU) des Körpers. Sport hilft also dreifach beim Abnehmen.

Krafttraining:

- 1 kg bewegtes Gewicht verbraucht ca. 0,05 kcal (Beispiel: 50 kg an der Beinpresse, 10 Whl., 3 Sätze entspricht ca. 0,05 kcal x 50 x 10 x 3 = 75 kcal)
- Erhöhung des Grundumsatzes durch mehr Muskelmasse
- Beispiel Nr. 1: GU bei 1 kcal/Std. x 70 kg x 24 = 1.680 kcal
- Beispiel Nr. 2: GU bei 1,2 kcal/Std. x 70 kg x 24 = 2.016 kcal

Energielieferanten:

- Kohlenhydrate 4,3 kcal/g
- Eiweiß 4,3 kcal/g
- Fett 9,3 kcal/g
- Alkohol 7,3 kcal/g

Fazit:

- Krafttraining zur Erhöhung des GU
- Ausdauertraining im Bereich der GLA
- Ernährung quantitativ reduzieren
- Ernährung qualitativ umstellen
- 3 x wöchentlich 90 min Training

6.3 Kraft

6.3.1 Maximalkraft

Die Maximalkraft ist die höchste Kraft, die das Nerv-Muskel-System bei einer willkürlichen Kontraktion innerhalb eines Bewegungsablaufs zu realisieren vermag.

Die Maximalkraft ist im Wesentlichen abhängig vom Muskelquerschnitt, von der Muskelvordehnung, der Bewegungsgeschwindigkeit, der Motivation und der inter- und intramuskulären Koordination. Im Freizeitsportbereich wird eher selten im Maximalkraftbereich gearbeitet, da hierzu eine sehr gute technische Ausführung und eine bereits gut entwickelte Muskulatur vorausgesetzt werden. Im Einzelfall ist das Training der Maximalkraft allerdings unerlässlich, um Sportler für bestimmte Disziplinen zu trainieren oder ein Rehabilitationstraining zum Abschluss zu bringen.

Die Belastungsdauer liegt meist deutlich unter 20 s und die Satzpause muss mit 3-5 min recht lang sein, damit sich das Zentralnervensystem für die nächste extreme Ansteuerung („Stromfeuerung") vorbereiten kann. Die passiven Strukturen (Bänder, Kapsel, ...) werden stark beansprucht, sodass ein Maximalkrafttraining nur in absolut „gesunden" Bereichen stattfinden sollte.

Ziel des Maximalkrafttrainings ist es, die gleichzeitige Ansteuerung möglichst vieler Muskelfasern (intramuskuläre Koordination) und das Zusammenspiel zwischen den einzelnen Muskeln während des Bewegungsablaufs (Synergisten) zu fördern (intermuskuläre Koordination) und somit die Fähigkeit zur willentlichen maximalen Kraftentfaltung zu erhöhen. Ein Muskelwachstum ist durch ein reines Maximalkrafttraining nicht zu erwarten.

6

6.3.2 Hypertrophietraining

Ein Training mit dem Ziel der **Muskelhypertrophie** vergrößert den Muskelquerschnitt und hat eine Substanzzunahme zur Folge. Hypertrophie ist damit keine Kraftart, sondern ein mögliches Trainingsziel im Krafttraining. Die Kraft, die ein Muskel pro Quadratzentimeter Querschnitt entwickeln kann, beträgt ca. 6 kg. Entscheidend für die Muskelquerschnittsver-größerung scheint der ATP-Abbau unter Dauerspannung (= durchgehende Durchblutungs-blockierung) bei gleichzeitiger dynamischer Arbeit zu sein. Sind die Gewichte zu hoch, wird die Satzdauer zu gering und es kommt zu keiner vollständigen Entleerung der ATP-Speicher. Sind die Gewichte zu niedrig, kommt es noch während der Übung zu einer „Restdurchblu-tung" des arbeitenden Muskels und damit zur Möglichkeit der ATP-Neubildung.

Oftmals herrscht in Fitnessstudios die Meinung, Hypertrophietraining wäre nur was für Bodybuilder. Wenn damit gemeint ist, Muskeln bis zu einem überdimensionalen Wachs-tum zu stimulieren, mag diese Aussage richtig sein. Aber da sich bei vielen Trainieren-den die Muskeln im Laufe der Jahre ohne Training stark abgeschwächt (atrophiert) ha-ben, ist es oftmals ein absolutes Muß, die Muskeln wieder auf ihr ursprüngliches Niveau wachsen zu lassen. Die oftmals erstaunlichen Kraftzuwächse in den ersten Wochen des Trainings sind dabei jedoch nicht auf eine Muskelhypertrophie, sondern auf eine verbesserte intra- und intermuskuläre Koordination zurückzuführen.

Bei einsetzender Hypertrophie wird allerdings nicht die Zahl der vorhandenen Muskel-zellen erhöht, sondern die einzelnen Muskelzellen verdicken durch Anlagerung weiterer Sarkomere. Die Vermehrung von Muskelzellen (Hyperplasie) wurde beim Menschen bis-her nicht einwandfrei nachgewiesen. Wird bei der Durchführung von Hypertrophietrai-ning immer nur langsam (2/2) gearbeitet, werden hauptsächlich die langsamen (roten) Muskelfasern beansprucht. Eine Reizdauer von 40 s bis zur muskulären Erschöpfung scheint ein guter Mittelwert zur Förderung des Muskelwachstums zu sein.

In den ersten Monaten des Trainings scheint es, laut einigen Studien, zu genügen, nur einen Satz pro Muskelgruppe zu absolvieren. Der zweite und dritte Satz soll hier kaum einen weiteren Krafttrainingszuwachs bewirken. Diese Aussage relativiert sich allerdings nach einigen Trainingsmonaten und es sind weitere Sätze anzustreben. Mehr als drei Sätze haben aber ebenfalls keinen nennenswerten Zugewinn mehr zur Folge.

6.3.3 Kraftausdauer

Die **dynamische Kraftausdauer** stellt die Ermüdungswiderstandsfähigkeit der Muskulatur bei lang andauernden dynamischen Kraftleistungen dar (Weineck, 1998, S. 127).

Wie der Name es bereits andeutet, ist Kraftausdauertraining nicht wirklich Krafttraining und nicht wirklich Ausdauertraining. Durch ein Training der Kraftausdauer kommt es zu einer Vermehrung der beanspruchten Energiespeicher (Kreatin und Glykogen), zu einer Vermehrung der Zellorganellen und zu einer besseren Erholungsfähigkeit der Arbeitsmuskulatur. Ein Dickenwachstum (Hypertrophie) findet beim Kraftausdauertraining nicht statt. Die Reizdauer sollte deutlich über 60 s liegen. Je nach Zielsetzung können aber auch 50 langsame Wiederholungen und mehr gemacht werden.

6.3.4 Maximalkrafttest

Der Klassiker zur Ermittlung der aktuellen Leistungsfähigkeit im Kraftbereich ist der **Maximalkrafttest**. In der Trainingspraxis stellt diese Testform die Ausführenden allerdings vor einige Schwierigkeiten. Der Organismus muss zuvor sehr gut aufgewärmt werden, die beanspruchten Gelenke sollten ausreichend mobilisiert sein und es sind diverse Aufwärmsätze mit niedrigen Gewichten nötig. Verschätzt sich der Trainer mit dem Maximalgewicht, muss eine recht lange Pause bis zum nächsten Versuch gemacht werden. Daraus ergibt sich ein relativ großer Zeitaufwand und die Strukturen werden sehr stark beansprucht.

Ob letztlich tatsächlich ein maximaler Kraftwert ermittelt wird, ist gerade bei einem Trainingsanfänger fraglich, da nur mit einhundertprozentiger Motivation einmalig ein so hohes Gewicht bewältigt werden kann. Wenn es dann tatsächlich gelingen sollte, einen entsprechenden Kraftwert zu ermitteln, muss dieser Wert immer noch auf das eigentliche Trainingsziel (in der Regel nicht Maximalkraft) umgerechnet werden. Durch diese Umrechnung ergeben sich teilweise wieder erhebliche Abweichungen, da die leistungslimitierenden Faktoren von Maximalkraft und Kraftausdauer sehr unterschiedlich sind.

Sind diese Werte realistisch?

Tabelle zur Umrechnung von maximalen Kraftwerten auf submaximale Kraftwerte:									
Leistung in %	100%	95%	90%	85%	80%	75%	70%	65%	60%
Mögliche Wiederholungen	1	2	3-4	5-7	8-10	11-15	16-20	21-25	26-30

6.3.5   ILB-Methode (individuelle Leistungsbildmethode)

Um den Prinzipien der Reizstufenregel zu entsprechen und gezielte überschwellige Reize zu setzen, ist es erforderlich, das Trainingsgewicht durch eine entsprechende Krafttestung zu ermitteln.

Trotz der bei manchen Trainern vorhandenen Erfahrungswerte ist es sehr schwierig, das richtige Gewicht zu schätzen bzw. sich auf die subjektiven Belastungsempfindungen der Trainierenden zu verlassen.

Laut Tabellen der Sportliteratur (siehe Tabelle oben) kann ein Sportler 80 % seiner Maximalkraft 10 x bewältigen und 60 % seiner Maximalkraft 26-30 x. In der Praxis zeigt sich, dass es hier tatsächlich zu erheblichen Abweichungen kommt. Je nachdem, wie die Muskelfaserzusammensetzung, der Muskelquerschnitt, die inter- und intramuskuläre Koordination und der „Wille" des Einzelnen ausgeprägt ist, hat der Sportler erhebliche Unterschiede in der Ausprägung seiner Maximalkraft, Kraft, Kraftausdauer, Schnellkraft usw.

Bei einer 1er Maximalwiederholung sind ganz andere Faktoren leistungslimitierend als bei einer 20er Wiederholung.

Es ist sinnvoll, das zu testen, was der Sportler in seinem anschließenden Trainingsplan auch trainieren will!

Plant der Trainer ein Maximalkrafttraining mit fünf Wiederholungen in zügiger Ausführung, testet er zuvor, was der Sportler an maximalem Gewicht und in zügigem Tempo 5 x bewältigen kann. Das entspricht dann 100 % seiner Leistungsfähigkeit in Bezug auf fünf Wiederholungen im zügigen Tempo.

Plant der Trainer ein Kraftausdauertraining mit 25 Wiederholungen in langsamer Ausführung, testet er zuvor, was der Sportler an maximalem Gewicht und in langsamem Tempo 25 x bewältigen kann. Das entspricht dann 100 % seiner Leistungsfähigkeit in Bezug auf 25 Wiederholungen im langsamen Tempo.

Trainingsanfänger sollten in den ersten ca. 12 Monaten mit einer Intensität von 60-80 % trainieren. Fortgeschrittene, die länger als ein Jahr trainieren, können dann auf 70-90 % Intensität steigern und Leistungstrainierende schließlich sogar auf 80-100 %. Dies ist allerdings nur eine grobe Einteilung und muss an die individuellen Fähigkeiten des Sportlers angepasst werden.

Ablauf des Krafttestes

Der Trainer wählt vor der Krafttestung die Geräte, die Wiederholungszahl, die spätere Trainingsintensität und die Ausführungsgeschwindigkeit aus.

6

Er erklärt dem Sportler das erste Gerät und lässt ihn zur Bewegungsgewöhnung und zur muskulären Vorbereitung einen ersten Satz mit ca. 30-50 % des in etwa zu erwartenden Endgewichts absolvieren (das Endgewicht, das er mit der festgelegten Wiederholungszahl erreichen kann).

Im nächsten Schritt legt der Trainer so viel Gewicht auf, wie er vermutet, dass es der Sportler mit der festgelegten Wiederholungszahl erreichen kann. Der Trainer fordert den Sportler auf, so viele Wiederholungen zu machen, wie ihm mit der festgelegten Geschwindigkeit möglich sind.

Im letzten Schritt setzt der Trainer das Testergebnis in die Trainingsplanung um.

Beispiel:

Ein Sportler möchte als Trainingsanfänger gern ein Hypertrophietraining durchführen. Der Trainer entschließt sich für 12 Wiederholungen in langsamer Ausführung bei einer Trainingsintensität von 60-80 %. Als Trainingsgerät wird hier exemplarisch die sitzende Beinpresse erläutert.

Der Trainer erklärt und demonstriert die sitzende Beinpresse und weist dem Sportler eine zuvor festgelegte Fußstellung zu (z. B. Füße ganz nach außen an die Platte, um die Adduktoren mehr ins Spiel zu bringen). Diese Fußstellung wird im Trainingsplan vermerkt.

Der Trainer schätzt, dass der Sportler ca. 100 kg in langsamer Ausführung 10 x bewältigen kann. Entsprechend gibt er ihm ca. 40 kg im ersten Gewöhnungssatz und fordert den Sportler auf, die Übung 12 x langsam auszuführen.

Der Trainer stellt während des Gewöhnungssatzes auftretende Fehler ab und holt vom Sportler eine Rückmeldung zu seinem Belastungsempfinden ein.

Nach einer kurzen Pause steckt der Trainer die geschätzten 100 kg und fordert den Sportler auf, so viele Wiederholungen zu machen, wie möglich.

Der Sportler schafft nun zum Beispiel 12 x diese 100 kg in langsamer und korrekter Ausführung. Damit hat der Trainer einen tatsächlichen maximalen Kraftwert in Bezug auf 12 Wiederholungen, den er im Trainingsplan als Testergebnis vermerkt.

Sollte sich der Trainer beim Abschätzen des Gewichts zu sehr „verhauen", muss der Sportler nach einer Pause noch einen zweiten Testsatz durchführen, der ihn in die Nähe der angestrebten Wiederholungszahl (in unserem Beispiel 12) bringt.

Nun soll der Sportler als Trainingsanfänger natürlich nicht mit 100 % seiner Fähigkeiten trainieren, muss aber, um überschwellige Reize zu setzen, mindestens 50 % seiner Leistungsfähigkeit abfordern. Um einerseits sicher überschwellige Reize zu setzen und andererseits die Strukturen nicht zu überlasten, ist für die erste Trainingswoche eine Intensität von 60 % seiner maximalen Leistungsfähigkeit (in unserem Beispiel 100 kg) optimal. 60 % von 100 kg entsprechen 60 kg als Trainingsgewicht der ersten Woche. Im Laufe der folgenden 6-8 Wochen kann der Trainer nun die Trainingsbelastung Stück für Stück auf 80 % erhöhen, d. h., der Sportler trainiert in der letzten Woche mit 80 kg Gewicht.

Der Trainer muss einerseits überschwellige Reize setzen und muss andererseits Überlastungen des Organismus vermeiden.

Während der gesamten acht Wochen werden überschwellige Reize gesetzt, ohne eine Gefahr der Überlastung.

Alle Angaben zur Verfahrensweise von Krafttestungen gelten grundsätzlich nur für gesunde und nicht vorgeschädigte Strukturen.

Im Falle von Beschwerdebildern darf eine solche Krafttestung in den geschädigten Bereichen nicht durchgeführt werden!

Nach absolviertem Trainingsplan kann nun ein Re-Test (Wiederholungstest) erfolgen, um den Leistungsfortschritt des Sportlers zu dokumentieren und das neue Leistungsniveau zu ermitteln.

In unserem Beispiel war der Sportler in der Lage, 100 kg 12 x langsam mit einer festgelegten Fußstellung zu bewältigen. Wiederholt der Trainer diesen Krafttest nach acht Wochen regelmäßigen Trainings, sollte der Sportler in der Lage sein, diese 100 kg häufiger als 12 x zu bewältigen.

Umsetzung der Testergebnisse in den Trainingsplan
Beispiele:

Krafttestungen mit Gewichtsermittlung

- Multipresse, Flachbankdrücken, 15 Whl., langsam, Intensität; 60-80 %
- Testergebnis: 18 x 42 kg = 100 % in Bezug auf 18 Whl.,
- entspricht ca. 15 x 45 kg = 100 % in Bezug auf 45 kg (das Training soll mit 15 Whl. stattfinden)
- 60 % von 45 kg in der ersten Trainingswoche = 27 kg
- 80 % in der letzten Trainingswoche = 36 kg

6

Woche	1	2 & 3	4	5	6 & 7	8
Prozent	60 %	65 %	70 %	65 %	75 %	80 %
Gewicht	27 kg	30 kg	32 kg	30 kg	32 kg	36 kg

Krafttestungen mit Eigenkörpergewicht

- Hyperextension, auf und ab, Hände an die Ohren, langsam, Intensität; 60-80 %
  Testergebnis: 21 Wiederholungen = 100 % in Bezug auf diese Übungsausführung
- 60 % von 21 Whl. = 13 Whl. in der ersten Trainingswoche
- 80 % von 21 Whl. = 17 Whl. in der achten Trainingswoche

Woche	1	2 & 3	4	5	6 & 7	8
Prozent	60 %	65 %	70 %	65 %	75 %	80 %
Whl.	13	14	15	13	16	17

Krafttestungen mit statischer Haltearbeit

- Unterarmstand, statisch halten, Intensität 70-90 %
- Testergebnis: 80 s = 100 % in Bezug auf diese Übungsausführung
- 70 % von 80 s = 56 s in der ersten Trainingswoche
- 90 % von 80 s = 72 s in der achten Trainingswoche
- Abstufungen in den Wochen von 56 auf 72 s

Woche	1	2 & 3	4	5	6 & 7	8
Prozent	70 %	75 %	80 %	75 %	85 %	90 %
s	56	60	64	60	68	72

Sollten die errechneten Gewichte Werte ergeben, die in der Gewichtsabstufung der Geräte nicht zur Verfügung stehen, muss das Gewicht nach oben oder unten gerundet werden (eher nach oben, um die Reizsetzung zu gewährleisten).

Vorteile dieser Art der Krafttestung

- Es ist kein 1er Maximalkrafttest erforderlich.
- Die Leistungsfähigkeit wird genau für das angestrebte Trainingsziel ermittelt.
- Ständiges Training mit überschwelligen Reizen (auch in der Erholungswoche).
- Exakt nachprüfbare Testergebnisse nach absolviertem Trainingsplan.
- Hoher Motivationsgrad für den Trainierenden.

6

6.4 Koordination

Unter **Koordination** versteht man das Zusammenspiel der Skelettmuskulatur mit dem Zentralnervensystem. Die mühsam antrainierte Muskulatur ist also nur so „schlau", wie sie durch unser Training gemacht wurde. Arbeitet der Sportler nur an den Krafttrainings- maschinen mit sehr eingeschränkter Entfaltungsfreiheit in den Bewegungsebenen, wird auch der Muskel die in ihm steckende Kraft nur sehr eingeschränkt in Alltagsbewe- gungen oder sportliche Betätigungen umsetzen können. Der Trainer sollte also sehr darauf bedacht sein, den Sportler frühzeitig von den Krafttrainingsmaschinen an die Kabelzüge oder in den Freihantelbereich zu bekommen. Durch die hohen Freiheitsgrade am Kabelzug oder im Freihantelbereich müssen die kleinen, tief liegenden Muskeln viel Stabilisationsarbeit leisten und der Sportler ist koordinativ sehr viel mehr gefordert.

6.4.1 Komplexe Übungen

Eine Kurzhantel vom Boden aufzuheben und sie mit der gesamten Streckschlinge der Muskulatur bis zur vollständigen Streckung über den Kopf zu bringen, ist technisch

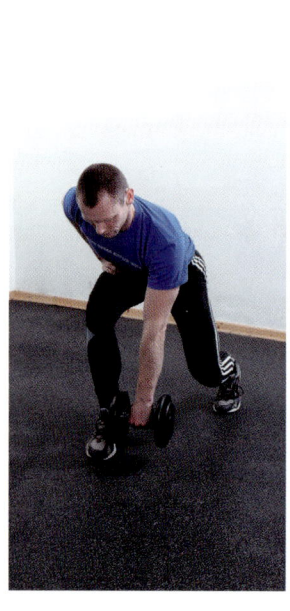 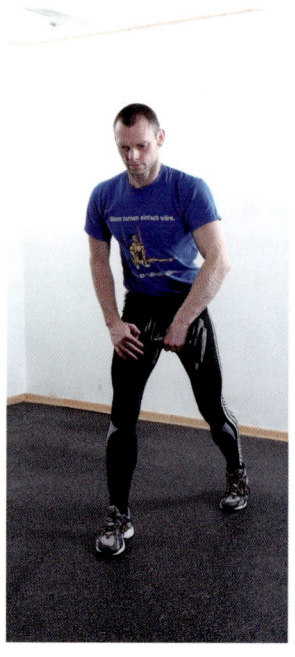 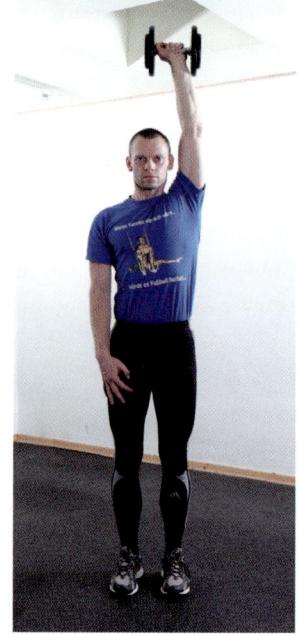

Abb. 93a: Streckschlinge I   *Abb. 93b: Streckschlinge II*   *Abb. 93c: Streckschlinge III*

sehr anspruchsvoll, und fördert deshalb im hohen Maße die Koordination des Sportlers. Auch Oma Hansen eine saubere Kniebeuge im Freihantelbereich beizubringen, ist sicherlich nicht einfach, stellt aber einen sehr hohen ADL-Bezug her und hilft ihr bei der Bewältigung diverser Alltagssituationen.

6.4.2 Variantenvielfalt

Der professionelle Trainer sollte immer versuchen, die Eintönigkeit, die durch reines Standardtraining besteht, zu durchbrechen. Fast jede Krafttrainingsmaschine und vor allem die Kabelzüge und Freihanteln lassen eine riesige Palette an sinnvollen Übungen zu. Mit etwas Mut für neue Übungen, guten anatomischen Kenntnissen und Spaß an der Arbeit lassen sich auch über einen langen Trainingszeitraum hinweg immer wieder neue, spannende Übungen finden, um die Motivation des Trainierenden aufrechtzu- halten und den Körper koordinativ neu zu fordern. Es ist also nicht nur die Aufgabe des Trainers, die Kraft, Ausdauer und Beweglichkeit des Sportlers zu fördern, sondern natürlich auch einen möglichst hohen Anspruch an die koordinativen Fähigkeiten zu stellen, um ein ganzheitliches Training zu gestalten.

6

MODUL II

Modul II | Kapitel 7

LANGFRISTIGE TRAININGSPLANUNG

Nachdem der Trainer den Sportler diversen Tests unterzogen hat, ist er in die Lage versetzt worden, einen guten individuellen Trainingsplan zu schreiben. Nach diesem Plan sollte allerdings nur 8-10 Wochen trainiert werden, da schon nach zwei Monaten des regelmäßigen Trainings der leistungssteigernde Effekt immer mehr abnimmt. Nun ist es am Trainer, den Sportler davon zu überzeugen, dass er einen neuen Plan braucht. Dazu sollte man sich als Trainer mit dem Sportler zusammensetzen und den alten Plan analysieren. Welche Übungen haben besonders gut getan und sollten auch im neuen Plan vorkommen? Welche Übungen möchte der Sportler nicht mehr machen? Haben sich die Ziele oder die zur Verfügung stehende Trainingszeit verändert?

Wie aus der nachstehenden Übersicht zu ersehen ist, sollte der Trainer von Plan zu Plan die einzelnen Parameter der Trainingslehre verändern. Hat ein Sportler das Ziel des Muskelzuwachses (Hypertrophie), sollte er von Zeit zu Zeit auch immer mal einen Plan zur Kraftausdauer oder zur Maximalkraft bekommen, um damit wieder den „Nährboden" für weiteres Wachstum zu schaffen.

Auch die Parameter für das Herz-Kreislauf-Training sollten sich von Plan zu Plan ändern. Leider wird in den meisten Studios nur die konstante Dauermethode durchgeführt, d. h. der Proband erhöht den Widerstand, bis er seine Zielherzfrequenz erreicht hat, bleibt dort für eine gewisse Zeit und beendet sein Training. All die anderen Methoden, wie Intervalltraining, Hügeltraining, Fahrtspiele usw., kommen nicht oder nur selten zur Anwendung. Auch der Wechsel von GLA I zu GLA II oder das ANS-Training werden leider nur selten praktiziert.

Durch diese ständigen Veränderungen in der Trainingsplanung wird nicht nur die Motivation des Trainierenden sehr hoch gehalten, sondern es wird auch das Gleichgewicht des Körpers immer wieder neu gestört und der Organismus wird dadurch zu Anpassungserscheinungen „genötigt".

Langfristige Trainingsplanung

Anfänger (untrainiert)

	Belastungsparameter	TP 1	TP 2	TP 3	TP 4	TP 5	TP 6	TP 7
Kraft	Wiederholungen	10	12	20	15	25	8	10
	Bewegungsgeschwindigkeit	2/2	2/2	2/2	1/1	2/2	1/1	2/2
	Intensität von ILB	60–80 %	60–80 %	60–80 %	60–80 %	60–80 %	70–90 %	60–80 %
	Pause zwischen den Sätzen	keine	keine	keine	2 min	keine	3 min	keine
	Pausen zwischen den Übungen	keine	keine	keine	keine	keine	keine	keine
	Kreis-/Stationstraining	Kreistraining	Kreistraining	Kreistraining	Stationstr.	Kreistraining	Stationstr.	Kreistraining
	Sätze/Methode	1 Satz	2 Satz	2 Satz	2 Satz	3 Satz	2 Satz	3 Satz
	Ziel	Hypertrophie	Hypertrophie	KA	Hypertrophie	KA	max. Kraft	Hypertrophie
	Zyklus (Wo.)	10	8	8	8	6	6	6
Ausdauer	GLA I (70–80 % von max. HF)	X				X		
	GLA II (75–85 % von max. HF)		X	X	X		X	X
	ANS-Training			X	X			X
	Regeneration (<70 % max. HF)							
	Methode	konst. DM	var. DM	ext. IV	konst. DM	konst. DM	var. DM	int. IV

Anfänger (trainiert, ambitioniert)

	Belastungsparameter	TP 1	TP 2	TP 3	TP 4	TP 5	TP 6	TP 7
Kraft	Wiederholungen	10	15	40	12	5	20	8/10/12/10/8
	Bewegungsgeschwindigkeit	2/2	1/1	1/1	2/2	1/1	2/2	2/2
	Intensität von ILB	60–80 %	60–80 %	60–80 %	70–90 %	90 %	60–80 %	80 %
	Pause zwischen den Sätzen	keine	90 sec.	keine	2 min.	4 min.	1 min.	90 s
	Pausen zwischen den Übungen	keine	keine	keine	keine	4 min.	1 min.	90 s
	Kreis-/Stationstraining	Kreistraining	Stationstr.	Kreistraining	Stationstr.	Stationstr.	Stationstr.	Stationstr.
	Sätze/Methode	2 Satz	3 Satz	3 Satz	3 Satz	3 Satz	3 Satz	Pyramide
	Ziel	Hypertrophie	Hypertrophie	KA	Hypertrophie	max. Kraft	KA	Hypertrophie
	Zyklus (Wo.)	8	8	6	6	4	4	4
Ausdauer	GLA I (70–80 % von max HF)	X				X	X	X
	GLA II (75–85 % von max. HF)		X	X	X		X	X
	ANS-Training							
	Regeneration (<70 % max. HF)							
	Methode	konst. DM	konst. DM	konst. DM	konst. DM	var. DM	int. IV	ext. IV

Legende

TP = Trainingsplan
konst. DM = konstante Dauermethode
var. DM = variable Dauermethode
ext. IV = extensive Intervallmethode
int. IV = intensive Intervallmethode
ANS = anaerobe Schwelle
GLA = Grundlagenausdauer
KA = Kraftausdauer

Die Trainingssteuerung stellt nur eine Idee für den permanenten Wechsel der Parameter dar. Dieser Wechsel sollte natürlich auch in der Auswahl und den Varianten der einzelnen Übungen zum tragen kommen. Wichtig ist, die langsame Anpassung der passiven Strukturen zu berücksichtigen.

Abb. 94: Langfristige Trainingsplanung

MODUL II

Modul II | Kapitel 8

MUSTERHAUSAUFGABE

Gesundheitsfragebogen

Vor Durchführung eines Cardiotests und Erstellen eines Trainingsplans

Name: *Max Müller*

Datum: *01.08.2010*

Geb.-Datum: *01.03.1965*

Arzt (Ort): *Dr. Schlüter (Hamburg)*

	Ja	Nein
Haben Sie eine Herzerkrankung?		x
Haben Sie einen Herzfehler oder eine Herzschwäche?		x
Verspüren Sie manchmal ein Herzstechen?		x
Leiden Sie manchmal unter Atemnot?		x
Hatten Sie in den letzten zwei Wochen Fieber?		x
Leiden Sie momentan an einer akuten Infektion?		x
Ist Ihr Blutdruck über 180/115 mmHg?		x
Haben Sie länger als ein Jahr keinen Sport getrieben?	x	

Nehmen Sie regelmäßig Medikamente?	Ja	Nein x
Leiden Sie unter Schwindel oder häufigen Kopfschmerzen?	Ja	Nein x
Ist eine Asthmaerkrankung bekannt?	Ja	Nein x
Haben Sie eine Schilddrüsenerkrankung?	Ja	Nein x
Liegt eine Schwangerschaft vor?	Ja	Nein x
Haben Sie Beschwerden an den Gelenken?	Ja	Nein x
Leiden Sie an Osteoporose?	Ja	Nein x
Leiden Sie an Arthrose oder Arthritis?	Ja	Nein x
Haben Sie sich in den letzten Jahren einer größeren OP unterzogen?	Ja	Nein x
Leiden Sie an sonst einer, hier nicht erwähnten Krankheit?	Ja	Nein x

8

Wenn „Ja", welche? _____

Ich bin von meinen Trainer unterrichtet worden, dass ich keinen Fitnesstest und kein Training durchführen darf, wenn ich bestimmte der oben genannten Fragen mit „Ja" beantwortet habe. In diesem Falle liegt ein Gesundheitsrisiko bei der Durchführung eines Trainings vor. Bevor ich mit dem Training beginnen kann, muss ich mich von einem Arzt untersuchen lassen und dem Trainer ein ärztliches Attest vorlegen. Des Weiteren werde ich meinen Trainer darauf hinweisen, wenn ich im Laufe meiner Mitgliedschaft eine der oben genannten Fragen mit „Ja" beantworten müsste. Wenn ich aus persönlichen Gründen keine Angaben auf diesem Gesundheitsbogen machen möchte, so ist ein ärztliches Attest erforderlich, aus dem eine uneingeschränkte Sporttauglichkeit für Fitnesstraining hervorgeht.

Unterschrift des Sportlers: *gez. Max Müller* _____

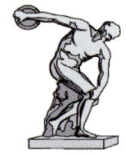

Testprotokoll

Persönliche Daten: | Datum: 01.08.2010 |

Name:	Müller	Vorname:	Max
Straße/Hausnummer:	Musterstrasse 1	PLZ/Ort:	Hamburg
Telefon -privat-:	040/1234567	Handy:	0172/23456789
Geburtsdatum:	01.03.65	Geburtsort:	Oldenburg
email:	maxmueller@web.de	Fax:	

Biodaten:

Körpergröße:		175 cm	Gewicht:		80 kg
Hf/Blutdruck:	Hf 75	128/82 mmHg	Körperfettgehalt:	BMI 27	29 %
Lungenfunktionstest:	Soll 420 Ist 450	Liter	Ruhepuls:		65 S/min.

Conconi-Test:

176 Hf max.	Erholungswert	153 Hf ANS
170 Watt max.	nach 1 min.	110 Watt ANS
2,1 Watt/kg	nach 5 min.	1,4 Watt/kg
schwach	Beurteilung	

Umfänge in cm:

	Rechts		Links
Hals	xxx	37	xxx
Schulterbreite	xxx	39	xxx
Schulterumfang	xxx	104	xxx
Brust eingeatmet	xxx	104	xxx
Brust ausgeatmet	xxx	99	xxx
Oberarm	29	xxx	29
Unterarm	27	xxx	27
Handgelenk	17	xxx	17
Taille	xxx	95	xxx
Hüfte	xxx	101	xxx
Oberschenkel oben	52	xxx	52
Oberschenkel über Knie	43	xxx	43
Wade	39	xxx	38
Fessel	23	xxx	23

Sonstiges:

Rauchen/Alkohol/Drogen: 5-10/Tag seit 10 Jahren, selten am Wochenende Bier oder Wein, noch nie
Medikamente: selten Schlafmittel, selten Kopfschmerztabletten
Bisheriger Sport: Schulsport, Fußball vom 12 bis zum 30 Lebensjahr, selten Tennis bis heute
Beruflicher Werdegang: Bundeswehr SaZ 4, Ausbil. im öffent. Dienst, Schreibtischtätigkeit im Finanzamt
Verletzungen/OP´s: Unterarmbruch als Kind, Bänderriss linkes Sprunggelenk 2004, immer mal Probleme
bei größerer Belastung (Tennis)

Trainingsziele: Gewichtsreduktion auf 75 kg, Reduzierung des Körperfetts auf 23 Prozent,
Stabilisierung des Sprunggelenks, Stärkung Rücken, bessere Haltung, 3 x 90 min. Training/Woche

Unterschrift Trainer: gez. Kersten

Abb. 95: Testprotokoll Musterhausaufgabe Max Müller

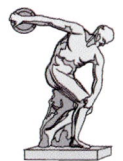

Funktionstestungen

(Gelenk- und Beweglichkeitstest)

Name: Max Müller   Datum: 01.08.2010

8

Beweglichkeitstest:

	Gut	Normwert	Leicht verkürzt	Erheblich verkürzt
Brustmuskulatur		x (nach hinten)	re + li (zur Seite)	
Hüftbeuger			re + li	
Adduktoren		x		
Beinstrecker		x		
Beinbeuger		li	re 80°	
Schollenmuskel		x		
Rückenstrecker			x	

Bemerkungen:

Gelenktest:

	Rechts o.B.	Links o.B.	Bemerkungen:
Finger	X	X	
Hand	X	X	
Ellenbogen	X	X	
Schulter	X	X	leicher Schultervorstand
HWS	X	X	
BWS			Rundrücken
LWS	X	X	
Hüfte	X	X	
Knie	X	X	
Sprunggelenk	X		regelmäßiges Umknicken links
Zehen	X	X	

Bemerkungen: Auftrainieren oberer Rücken, Po und Bauchmuskulatur

aktive Dehnung Brust, Rückenstrecker und Beinbeuger,

propriozeptives Training linkes Sprunggelenk

Unterschrift Trainer: gez. Kersten

Abb. 96: Funktionstest Musterhausaufgabe Max Müller

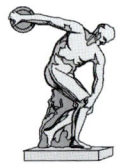

Conconi-/Testprotokoll

Testgerät: Fahrradergometer

Name:	Max Müller	Datum/Uhrzeit:	01.08.2010 / 15.00 Uhr
Alter:	45	Eingangspuls:	75 S/min
Gewicht:	80 kg	Blutdruck:	128/82 mmHg

Testkriterien:

Eingangsbelastung:	40 Watt	Trittfrequenz:	70/80 U/min
Stufendauer:	1 min	Pulsobergrenze:	176 S/min
Belastungssteigerung:	10 Watt	Bemerkungen:	ohne Schlaufe

Testprotokoll:

Stufe	Watt	Herzfrequenz	Borg/RR/Bemerkungen
1 (10 min)	40	110	9
2	50	116	135/84 mmHg
3	60	122	10
4	70	127	leichte Schweißbildung
5	80	134	12
6	90	141	145/79 mmHg
7	100	146	13
8	110	152	Mundatmung
9	120	156	15
10	130	161	starrer Blick
11	140	164	17
12	150	169	
13	160	172	
14	170	176	Testabbruch
15	180		
16			
17			
18			
19			
20			
21			

Erholung: (40 Watt)

Herzfrequenz nach 1 min	Herzfrequenz nach 3 min	Herzfrequenz nach 5 min	RR nach 5 min
166 S/min	149 S/min	128 S/min	145/82 mmHg
		schwach	

Auswertung:

HF max.	176	ANS	153
Watt max.	170	Watt ANS	110
Watt/kg	2,1	Watt/kg ANS	1,4
Beurteilung	schwach	Beurteilung	schwach

Unterschrift Trainer: gez. Kersten

Abb. 97: Conconi-Testprotokoll Musterhausaufgabe Max Müller

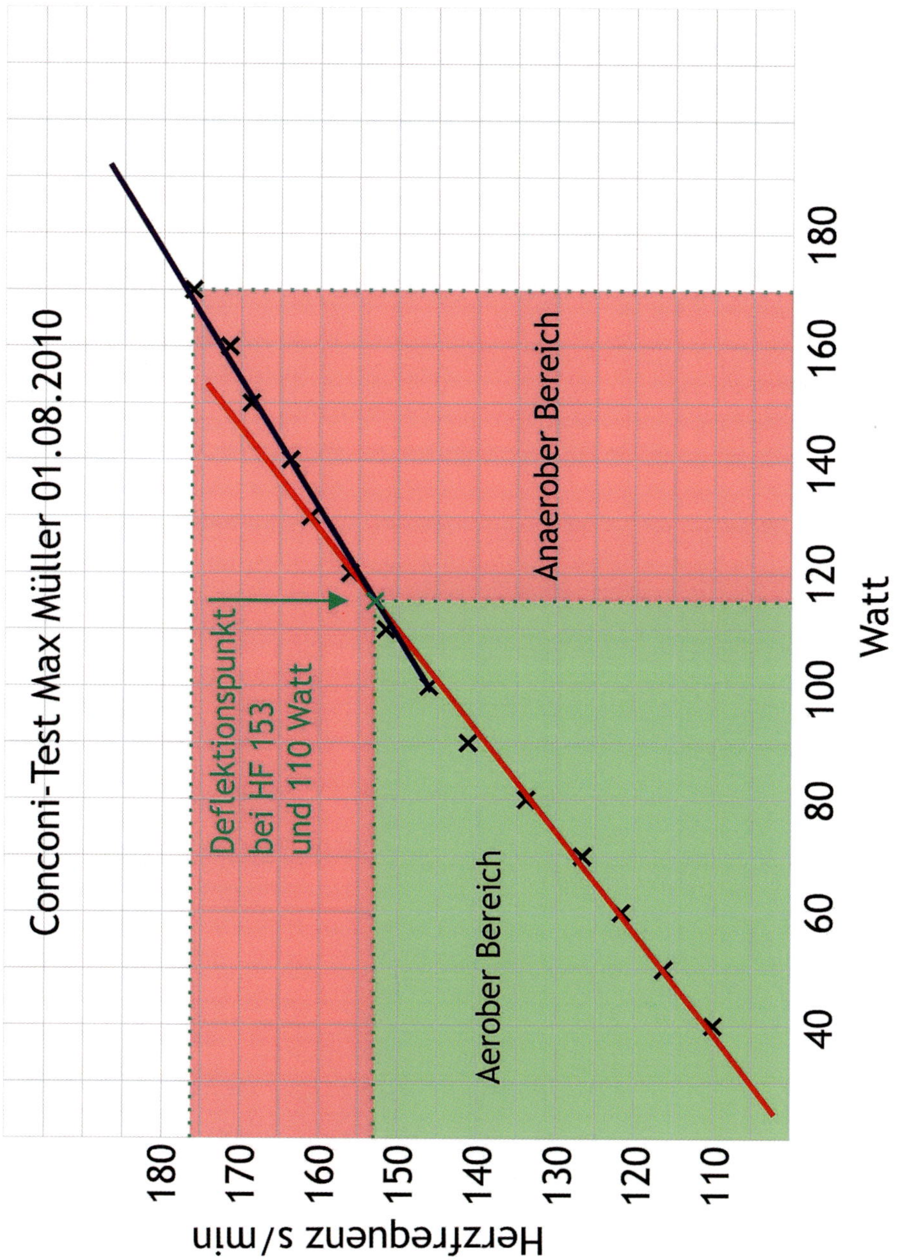

Conconi-Test Max Müller 01.08.2010

Anaerober Bereich

Aerober Bereich

Deflektionspunkt
bei HF 153
und 110 Watt

Herzfrequenz s/min

180 170 160 150 140 130 120 110

40 60 80 100 120 140 160 180

Watt

Abb. 98: Conconi-Diagramm Musterhausaufgabe Max Müller

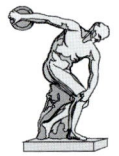

Name: Max Müller

Nr.: 463-1

Trainingsplan vom 03.08.2010

[x] langsam	[ ] isometrisch	[x] Ganzkörper
[ ] zügig	[ ] isotonisch	[ ] 2er Split
[ ] schnell	[x] auxotonisch	[ ] 3er Split

Trainingsziel:

[x] Hypertrophie	[ ] IK-Training	[x] GLA I
[ ] Explosivkraft	[ ] Rehabilitation	[ ] GLA II
[ ] Kraftausdauer	[ ] Schnellkraft	[ ] ANS

Trainingsmethode:

[ ] Pyramidentr.	[x] Stationstraining
[ ] Negativ-Wiederholungen	[ ] Kreistraining
[ ] Supersätze	Sonstiges:

Wiederholungen	10
Anzahl der Sätze	3
Pausen zw. d. Sätzen	90 s
Pause zw. d. Übungen	keine
Trainingsintensität	60 - 80 %
Trainingshäufigkeit	3 x 90 min/Woche

Nr.	Gerät	ILB-Test Woche	1	2+3	4	**5**	6+7	8	Übung/Einstellung/Hinweis
1	Stepbrett/Airexmatte		10 Sprünge pro Seite						einbeinige Sprünge vom Step auf die M.
2	Beinpresse	10 x 130	80	85	90	80	100	105	Schlitten auf 3, Füße Hüftbreit oben
3	Unterarmstütz	70 s	40	45	50	40	55	60	nur statisch halten, Angabe in s
4	Lumbaltrainer	17 x	10	11	12	10	13	14	Hände an die Ohren, auf und ab
5	Butterfly reverse	13 x 15	10	10	12	10	12	15	Sitz auf 4, Hände auf Schulterhöhe
6	Butterfly	9 x 22,5	12	15	17	15	17	17	Sitz auf 4, Hände auf Schulterhöhe
7	Rudermaschine	11 x 35	20	25	30	25	30	30	Polster auf 4, Ellenbogen oben
8	Beinheber	15 x	9	10	11	9	11	12	mit langen Hals stützen, Beine anhocken
9									
10									
11									
12		1) 10 min Aufwärmen auf dem Crosstrainer							
13		2) 45 min Krafttraining laut Plan Schwerpunkt Rücken, Po und Bauch							
14		3) 5 min Aktive Dehnung Brust, Rückenstrecker und Beinbeuger							
15		4) 30 min Fahrradergometer mit HF 123 bis 132							
16		oder 30 min Crosstrainer mit HF 130 bis 140							
17									
18									

Trainer: Rainer K.

Abb. 99: Trainingsplan Musterhausaufgabe Max Müller

Didaktischer Kommentar zur Musterhausaufgabe Max Müller

Bei der Eingangstestung von Max Müller am 01.08.2010 erlebte ich einen motivierten, aber recht untrainierten Max Müller. Nach einem ausführlichen Eingangsgespräch verständigten wir uns auf 3 x wöchentliches Training von jeweils 90 min Dauer. Der Conconi-Test ergab schwache Leistungs- und Erholungswerte bei normalem Blutdruck.

Ich habe mich in Absprache mit Max zunächst für ein „leichtes" Training im Bereich von 70-75 % der maximalen HF (GLA I) entschieden, um zunächst eine bessere Stoffwechsellage zu schaffen und ihn nicht zu überfordern. Der Kalorienverbrauch wird hier zunächst nicht sehr hoch sein, aber in Kombination mit dem Krafttraining erste Erfolge zeigen. Ich habe Max im Gespräch darauf hingewiesen, dass eine Gewichtsreduktion nur in Verbindung von Training und Ernährungsumstellung funktionieren kann und ihm einen Termin zur Ernährungsberatung empfohlen. Das Cardiotraining habe ich an den Schluss gesetzt, da Max seinen Schwerpunkt zunächst bei der Haltungsverbesserung sieht. Neben dem Fahrradergometer kann Max auch den Crosstrainer nutzen, um eine gewisse Abwechslung zu erreichen. Vom Laufband habe ich ihm zunächst abgeraten, da er lange Zeit nicht mehr gelaufen ist und ich zunächst seine Muskulatur und auch seine Propriozeption für das Sprunggelenk verbessern möchte.

Die Funktionstestung ergab eine leichte Verkürzung der Brustmuskulatur, einen leichten Schultervorstand und einen Rundrücken. Ich möchte darauf reagieren, indem ich Max die Brustmuskulatur aktiv dehnen lasse, die Brustmuskulatur nur einmal im Trainingsplan berücksichtige und durch Butterfly Reverse, die Rudermaschine und die Haltearbeit im Beinheber den oberen Rücken verstärkt trainiere.

Da der Rückenstrecker von Max leicht verkürzt ist, möchte ich auch hier mit einer aktiven Dehnung reagieren, den Rückenstrecker nur einmal gezielt über den Lumbaltrainer trainieren und im Schwerpunkt die Bauchmuskulatur über die Beinpresse, den Unterarmstütz und den Beinheber trainieren.

Dem leicht verkürzten Hüftbeuger möchte ich an der Beinpresse mit oben stehenden Füßen und damit starker Beanspruchung der Pomuskulatur begegnen. Durch die Position des Schlittens auf Stufe 3 entsteht ein Kniewinkel von ca. 100°. So entstehen im

Umkehrpunkt vom konzentrischen zum exzentrischen Arbeiten keine zu hohen Druckwerte hinter der Kniescheibe und Max kann recht hohe Gewichte bewältigen. Dem leicht verkürzten Beinbeuger möchte ich durch aktive Dehnung des Beinbeugers begegnen.

Die Propriozeption für das Sprunggelenk soll durch die an den Anfang des Trainings gesetzten Einbeinsprünge auf eine Airexmatte® verbessert werden. Hierzu soll Max einen Satz von 10 Sprüngen pro Seite ausführen.

Max soll sein Krafttraining zunächst langsam und kontrolliert ausführen. Bei 10 Wiederholungen und langsamer Ausführung wird mit einer Reizdauer von 40 s ein Hypertrophiereiz gesetzt. Als Trainingsanfänger bekommt Max 60-80 % vom Ergebnis seines ILB-Tests und hat damit zum einen einen überschwelligen Reiz und zum anderen keine zu hohe Beanspruchung seiner passiven Strukturen zu erwarten.

Da Max an nicht aufeinanderfolgenden Tagen trainieren kann, habe ich ein Ganzkörpertraining gestaltet. Die Pause zwischen den Sätzen von 90 s ist recht kurz, aber da Max mit „nur" 60-80 % Intensität trainiert und laut unserem Gespräch bereit ist, sich in einem gewissen Maß zu quälen, halte ich diese Pause für angemessen. Zwischen den Übungen braucht Max keine Pause, da jeweils andere Muskelpartien trainiert werden. Die fünfte Woche ist im Rahmen der Periodisierung eine Erholungswoche. Die Berechnung der Zeit für den Krafttrainingplan ergab sich folgendermaßen:

3 Sätze à 40 s = 120 s + zwei Pausen à 90 s = 300 s pro Übung, 300 s x 8 Übungen = 2.400 s = 40 min + die Wechselzeiten zwischen den Geräten = 45 min

Während der acht Wochen des Trainingsplans werde ich Max regelmäßig nach seinem Befinden befragen und ggf. Änderungen im Plan vornehmen. Nach acht Wochen bekommt Max dann einen neuen Plan mit veränderten Übungen und Intensitäten.

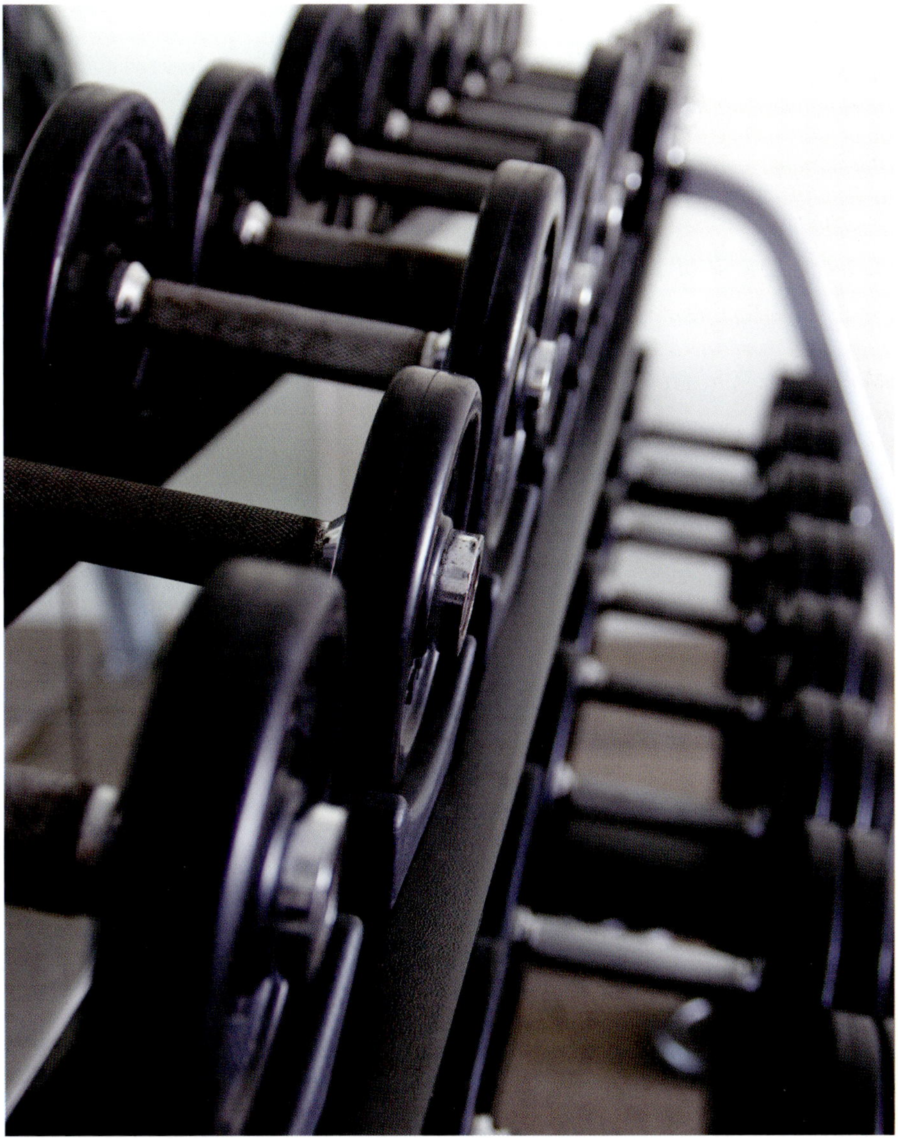

8

Abb. 100: Kurzhanteln

MODUL II

Modul II | Kapitel 9

KONZEPTIDEE GESUNDHEITSCENTER

D ie Zielgruppe der späteren Kunden wären also orthopädisch oder kardiologisch vorgeschädigte Menschen. Um dieses Kundenklientel gut betreuen zu können, ist eine sehr hochwertige Qualifikation der eingesetzten Trainer erforderlich. Diplomsportlehrer und Physiotherapeuten sollten trotz ihrer zweifelsohne hochwertigen Ausbildung über eine Zusatzausbildung zum Fitnesstrainer nachdenken, da die Arbeit mit Krafttrainingsmaschinen und Freihanteln meist nur einen sehr kleinen oder auch gar keinen Inhalt ihrer Ausbildung darstellt. Die Qualifikation zum Fitnesstrainer Master versetzt den Trainer in die Lage, individuell auf die Bedürfnisse des Kunden einzugehen und ihn nach Abschluss von Rehabilitationsmaßnahmen und Krankengymnastik gezielt weiterzubetreuen. Weitere Zusatzqualifikationen zum Ernährungstrainer oder im Bereich des Medizinischen Aufbautrainings (MAT)/der Medizinischen Trainingstherapie (MTT) lassen den Trainer immer professioneller werden.

Die Geräteausstattung müsste den Erfordernissen eines Rehabilitationstrainings angepasst sein. Wie in diversen Kapiteln zuvor beschrieben, hier noch einmal die wesentlichen Eckdaten in einer Zusammenfassung:

- Gut ausgestatteter Testraum
- Höhenverstellbare Kabelzüge mit Mehrfachumlenkungen
- Großzügige Ausstattung im Bereich des propriozeptiven Trainings
- Leichte Gewichtabstufungen (Zwischengewichte) an den Krafttrainingsmaschinen
- Kurz- und Langhantelbereich
- Handkurbelergometer
- Fahrradergometer mit verstellbaren Pedalen
- Blutdruckmessstation

Eine Möglichkeit, die potenziellen Kunden von der Professionalität des Studios zu überzeugen, ist das Angebot für ein Eingangspaket ohne Vertragsbindung. Der Kunde kauft zunächst nur dieses Eingangspaket und wenn er anschließend von der Arbeit des Trainerteams überzeugt ist, wird ihm die Entscheidung für eine Mitgliedschaft sicherlich deutlich leichter fallen.

Eingangspaket (EUR 79.-):

- 90-minütiger Eingangscheck im Testraum inklusive Funktionstestung, Herz-Kreislauf-Test und anschließender individueller Trainingsplanerstellung.
- 90-minütige Trainingsplaneinweisung inklusive ILB-Test zur Ermittlung der idealen Trainingsgewichte.
- 3-maliges Probetraining ohne Terminabsprache mit dem neuen Trainingsplan.

Eine weitere Möglichkeit, die hochwertige Arbeit des Studios nach außen zu tragen, ist die Zusammenarbeit mit den ortsansässigen Ärzten. Laden Sie die Ärzte zu sich ein, machen Sie mit ihnen einen Eingangscheck, überzeugen Sie durch Ihre persönliche und fachliche Qualifikation. Die Ärzte schicken die Patienten zu Ihnen und Sie schicken die Kunden bei unklaren Befunden zu den Ärzten.

PRÜFUNG UND FORTBILDUNG

Prüfung | Kapitel 10

PRÜFUNG UND FORTBILDUNG

10.1   Prüfung

Die Prüfung zum DTB-Fitnesstrainer erfolgt nach Modul I und II. Es bedarf dazu der separaten Anmeldung bei dem jeweiligen Anbieter. Die Ausbildung zum DTB-Fitnesstrainer wurde für alle Bundesländer weitgehend vereinheitlicht, ist aber dennoch teilweise leicht voneinander abweichend. Grundsätzlich besteht die Prüfung aus drei Teilen:

▪ Hausaufgabe: Der angehende Trainer erstellt einen Trainingsplan für einen real existierenden Menschen nach vorheriger kompletter Testung.

▪ Multiple-Choice-Test: Dem angehenden Trainer wird ein Ankreuztest vorgelegt, der sich mit den Inhalten aus Modul I und II beschäftigt.

▪ Praktische Prüfung: Dem Prüfling wird ein Kunde beschrieben, mit dem er sich in einem Rollenspiel auf der Trainingsfläche auseinandersetzen muss.

Die Prüfung ist bestanden, wenn alle drei Prüfungsteile mindestens ausreichend waren. Sollte der Prüfling in einem Prüfungsteil durchfallen, so muss dieser Teil zu einem späteren Prüfungstermin nachgeholt werden.

Nach erfolgreicher Prüfung darf nun offiziell der Name „DTB Geräte Fitnesstrainer" benutzt werden und es ist die Voraussetzung für den Mastertrainer gegeben.

10.2 Fortbildungen

Dieses Zertifikat muss durch regelmäßige Fortbildungen verlängert werden. Alle zwei Jahre müssen zwei anerkannte Tagesfortbildungen besucht werden, um das Zertifikat um jeweils zwei Jahre zu verlängern. Durch diese Fortbildungen möchte der DTB sicherstellen, das hohe Niveau dieser Trainerausbildung auch langfristig zu sichern und die Trainer immer auf dem neuesten Stand zu halten.

10.3 Ausblick Masterausbildung

In der Masterausbildung wird auf dem vorhandenen Wissen aus den Modulen I und II aufgebaut. Die beiden Schwerpunktthemen lauten nun Krankheits-/Beschwerdebilder und leistungsbezogenes Training. Die Masterausbildung umfasst 55 LE mit einer anschließenden Prüfung, die ebenfalls aus den oben beschriebenen drei Prüfungsteilen besteht. Nach erfolgreich abgeschlossener Prüfung kann sich der Trainer nun offiziell „DTB Master Trainer Gerätefitness" nennen.

Anhang

Literaturverzeichnis

Boeckh-Behrens, W.-U. & Buskies, W. (2007). *Fitneß-Krafttraining: Die besten Übungen und Methoden für Sport und Gesundheit.* (11. Auflage). rororo.

Breitenstein, B. (2003). *Bodybuilding: Massive Muskeln: Die besten Übungen.* (5. Auflage). Lübeck: rororo.

Delavier, F. (2008). *Der neue Muskel-Guide, Gezieltes Krafttraining – Anatomie.* (9. Auflage). München: Blv Buchverlag.

Freese, J. (2001). *Medizinische Fitneß. Das Reha-Manual für Therapie, Fitneß und Leistungssport.* Eigenverlag des Autors.

Freiwald, J. (2006). *Das neue Dehnen. Fakten, Legenden, Praxis. Lübeck:* rororo.

Kopp, V. & Voll, M. M. (2006). *Fitneß-Guide.* Marburg: KVM Verlags-GmbH.

Mießner, W. & Mair, J. (2009). *Das Muskel-Trainingsbuch: Die Trainingslehre zum Muskel-Guide.* (2. Auflage). München: Blv Buchverlag.

Netter, F.-H. (2000). *Atlas der Anatomie des Menschen.* (2. Auflage). Stuttgart: Thieme Verlag.

Platzer, W. (1999). *Taschenatlas der Anatomie 1. Bewegungsapparat.* (7. Auflage) Stuttgart: Thieme-Verlag.

Röthig, P., Größing, S., Scheid, V. & Prohl, R. (2009). *Kursbuch 2. Trainingslehre.* (11. Auflage). Wiebelsheim: Limpert.

Stemper, T., Dammer & M. Noll, G. (1999). *Lehrbuch Lizenzierter Fitneß-Trainer DSSV.* (5. Auflage). Hamburg: SSV Sportstudio Verlag.

Valerius, K.-P., Frank, A. & Kolster, B. C. (2006). *Das Muskelbuch.* Stuttgart: Hippokrates.

Weineck, J. (2009). *Optimales Training: Leistungsphysiologische Trainingslehre unter besonderer Berücksichtigung des Kinder- und Jugendtrainings.* (16. Auflage). Balingen: Spitta Verlag GmbH & Co.

Weineck, J. (1998). *Sportbiologie.* (5. Auflage). Balingen: Spitta Verlag GmbH & Co.

Bildnachweis

Titelfoto: iStockphoto/Thinkstock

Schmuckbilder im Innenteil: Thinkstock (S. 35, S. 65, S. 91, S. 110, S. 146, S. 197)

Grafik Umschlag & Kapitelanfang: Zoonar/Thinkstock

Umschlaggestaltung & Satz: Claudia Lo Cicero

Bildnachweis Innenteil: Die Rechte aller Fotos liegen bei den Autoren Rainer Kersten und Roland Siebecke. Erstellt wurden sie im Auftrag der Autoren von Sascha Gramann, Braunschweig. Die Modelle auf den Fotos sind Nora Waßmuth und Roland Siebecke. Das Sponsoring übernahm freundlicherweise die Fa. Sport-Thieme aus Grasleben.

Die Rechte aller Zeichnungen liegen bei den Autoren Rainer Kersten und Roland Siebecke. Erstellt wurden sie im Auftrag der Autoren von Nora Waßmuth, Saarbrücken.

Die Rechte aller Grafiken liegen bei den Autoren Rainer Kersten und Roland Siebecke. Erstellt wurden sie im Auftrag der Autoren von Roland Siebecke, Uplengen/Remels.

Kurzvita und Kontaktdaten der Autoren

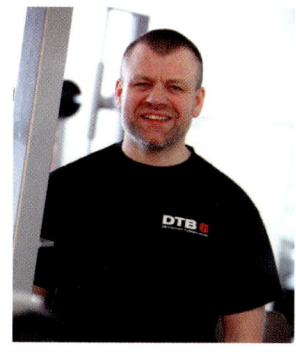

Rainer Kersten (Jhg. 1967) begann seine Lehrtätigkeit bei der Polizei als Sportausbilder und war im weiteren Verlauf bei einer Spezialeinheit der Polizei tätig. 1997 wechselte er in die freie Wirtschaft und eröffnete ein Gesundheitscenter. Durch ständige Aus- und Weiterbildungen in den Bereichen der klassischen Schulmedizin, aber auch der südostasiatischen Heilkünste, wuchs im Laufe der Jahre ein fundiertes Fachwissen heran, das er

Abb. 101: Rainer Kersten

in seine Arbeit als Dozent für verschiedene Fachverbände einbringt. Seit vielen Jahren ist er in mehreren Bundesländern verantwortlicher Ausbildungsleiter für die Geräte-Fitness-Trainer-Ausbildung des Deutschen Turner-Bundes.

Rainer Kersten

Pohlstraße 3, 26215 Metjendorf

Tel.: 0151 – 126 45 038

E-Mail: kersten@kidokwon.de

www.kidokwon.de

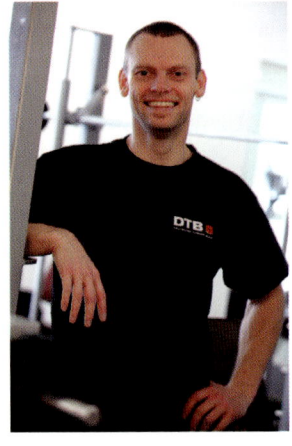

Abb. 102: Roland Siebecke

Roland Siebecke (Jhg. 1972) ist von Beruf Diplomsportleh-rer und seit 1992 in der Aus- und Fortbildung von Sport-lehrern, Übungsleitern und Trainern, sowie Therapeuten und Medizinern tätig. Darüber hinaus behandelt er als GesWell-Therapeut Master und Anti-Schmerz-Coach seit 1999 Menschen mit akuten und chronischen Verletzun-gen und Beschwerden am Bewegungsapparat. Neben dem Gerätefitnesstraining fühlt er sich in den Sportarten Gerätturnen, Windsurfen, Gymnastik/Tanz und Inlineska-ten zu Hause, die er auch an der Universität Saarbrücken als Lehrbeauftragter gelehrt und geprüft hat.

Roland Siebecke

Pohlstraße 3, 26215 Metjendorf

Tel.: 0176 – 239 71 837

E-Mail: siebecke@nord-akademie.de

www.nord-akademie.de

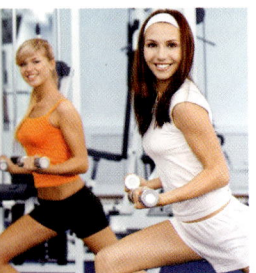

NOCH MEHR MUSKELTRAINING

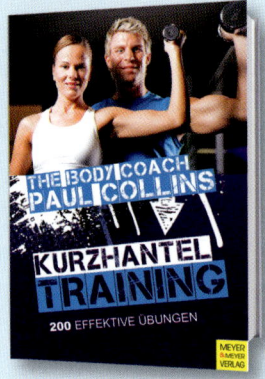

The Body Coach Paul Collins

KURZHANTELTRAINING

200 EFFEKTIVE ÜBUNGEN

Mit dem dreistufigen dynamischen Kurzhantel-Trainingssystem vermittelt der „Body Coach®" Bewegungsmuster, die nicht nur die Fitness, sondern auch die alltäglichen Bewegungsabläufe verbessern, für einen starken, schlanken und schnellkräftigen Körper.

1. Auflage 2011. Auch in englischer Sprache

ISBN: 978-3-89899-660-0

€ [D] 19,95

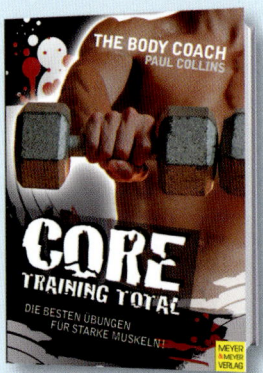

The Body Coach Paul Collins

CORE TRAINING TOTAL

DIE BESTEN ÜBUNGEN FÜR STARKE MUSKELN

Der Autor stellt Übungen mit dem eigenen Körpergewicht zur Kräftigung und Tonusverbesserung vor. Trainingspläne für die Zeit nach der Schwangerschaft, für Kinder oder für Lauf- und Rückschlagsportarten runden das vielseitige Buch ab.

Auch in englischer Sprache

ISBN 978-3-89899-528-3

€ [D] 16,95

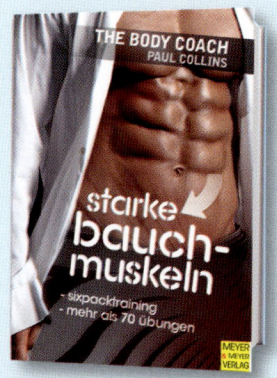

The Body CoachPaul Collins

STARKE BAUCHMUSKELN

Die Bauchmuskeln spielen eine wichtige Rolle bei Alltagsbewegungen und sportlichen Bewegungsabläufen. Das Buch enthält mehr als 70 Übungen und Tests, bei denen das eigene Körpergewicht, Fitness- und Medizinbälle für das Bauchmuskeltraining eingesetzt werden.

Auch in englischer Sprache

ISBN 978-3-89899-544-3

€ [D] 14,95

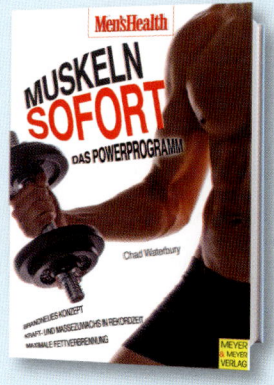

Men's Health Edition

CHAD WATERBURY

MUSKELN SOFORT – DAS POWERPROGRAMM

Bauen Sie in Rekordzeit Kraft auf und vergrößern Sie Ihren Muskelumfang! Das brandneue Konzept sieht weniger Wiederholungen mit höheren Gewichten und schnellerer Ausführungsweise vor. So erzielen Sie schnell überzeugende Resultate.

ISBN 978-3-89899-501-6

€ [D] 24,95

MEYER & MEYER
Fachverlag GmbH
Von-Coels-Str. 390
52080 Aachen

Telefon   02 41 - 9 58 10 - 13
Fax   02 41 - 9 58 10 - 10
E-Mail   vertrieb@m-m-sports.com
E-Books   www.dersportverlag.de

MEYER
& MEYER
VERLAG

Unsere Bücher erhalten Sie online oder bei Ihrem Buchhändler.

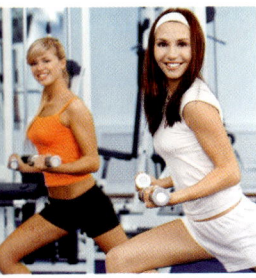

NOCH MEHR
MUSKELTRAINING

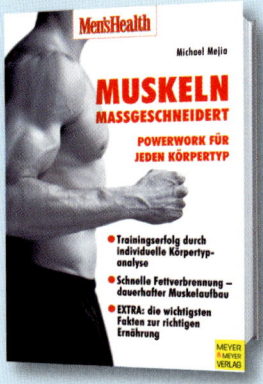

Men's Health Edition

Michael Mejia

MUSKELN MASSGESCHNEIDERT

Michael Mejia (Men's Health), richtet in diesem Buch sein Trainingsprogramm auf unterschiedliche Körpertypen und Zielgruppen aus. Hier erfahren Sie alles, was Sie für ein sicheres und effektives Training mit freien Gewichten wissen müssen.

ISBN 978-3-89899-390-6

€ [D] 24,95

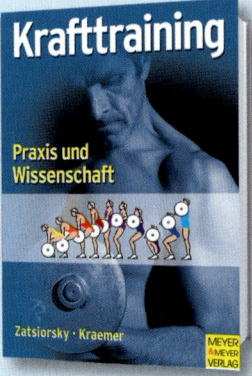

Vladimir M. Zatsiorsky & William J. Kraemer

KRAFTTRAINING

PRAXIS UND WISSENSCHAFT

Der Leser erhält aktuelle Informationen zur Theorie und Praxis des Krafttrainings. Verschiedene Krafttrainingsprogramme, auch für Frauen, junge Sportler und Senioren, helfen dabei, das Training effektiv, sicher und individuell zu gestalten.

3., überarbeitete und ergänzte Auflage

ISBN 978-3-89899-358-6

€ [D] 22,95

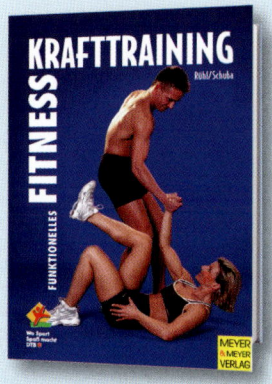
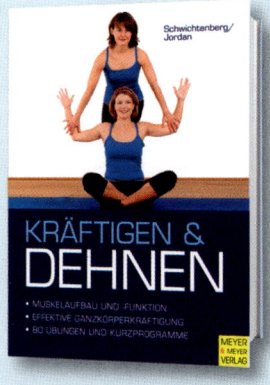